U0349256

中国医学临床百家

何权瀛 / 著

慢性阻塞性肺疾病
何权瀛 2019 观点

科学技术文献出版社
SCIENTIFIC AND TECHNICAL DOCUMENTATION PRESS

·北京·

图书在版编目（CIP）数据

慢性阻塞性肺疾病何权瀛2019观点 / 何权瀛著. —北京：科学技术文献出版社，2019.3（2021.1重印）

ISBN 978-7-5189-4963-2

Ⅰ. ①慢… Ⅱ. ①何… Ⅲ. ①慢性病—阻塞性肺疾病—防治 Ⅳ. ① R563.9

中国版本图书馆 CIP 数据核字（2018）第 274200 号

慢性阻塞性肺疾病何权瀛2019观点

策划编辑：巨娟梅　　责任编辑：巨娟梅　李　丹　　责任校对：文　浩　　责任出版：张志平

出 版 者	科学技术文献出版社	
地 址	北京市复兴路15号　　邮编　100038	
编 务 部	（010）58882938，58882087（传真）	
发 行 部	（010）58882868，58882870（传真）	
邮 购 部	（010）58882873	
官方网址	www.stdp.com.cn	
发 行 者	科学技术文献出版社发行　全国各地新华书店经销	
印 刷 者	北京虎彩文化传播有限公司	
版 次	2019 年 3 月第 1 版　2021 年 1 月第 3 次印刷	
开 本	710×1000　1/16	
字 数	152千	
印 张	16.75　彩插4面	
书 号	ISBN 978-7-5189-4963-2	
定 价	128.00元	

谨以本书　敬献恩师穆魁津教授

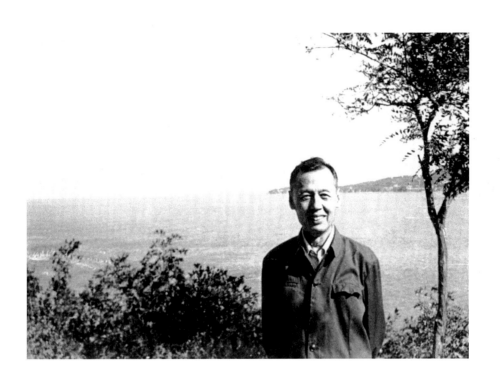

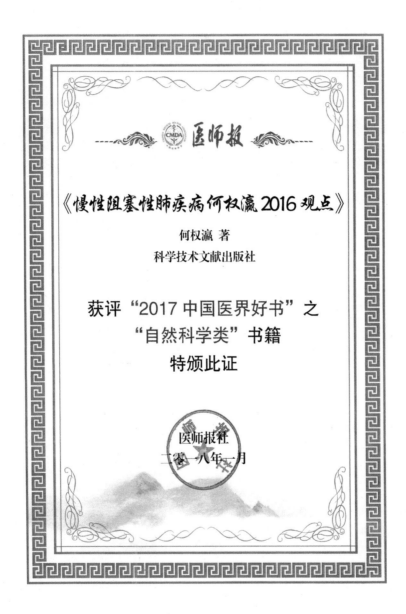

医师报

《慢性阻塞性肺疾病何权瀛2016观点》

何权瀛 著

科学技术文献出版社

获评"2017中国医界好书"之
"自然科学类"书籍
特颁此证

医师报社
二零一八年一月

序

Foreword

韩启德

　　欧洲文艺复兴后，以维萨利发表《人体构造》为标志，现代医学不断发展，特别是从 19 世纪末开始，随着科学技术成果大量应用于医学，现代医学发展日新月异，发生了根本性的变化。

　　在过去的一个世纪里，我国现代化进程加快，现代医学也急起直追。但由于启程晚，经济社会发展落后，在相当长的时期里，我国的现代医学远远落后于发达国家。记得 20 世纪 50 年代，我虽然生活在上海这个最发达的城市里，但是母亲做子宫切除术还要到全市最高级的医院才能完成；我患猩红热继发严重风湿性心包炎，只在最严重昏迷时用过一点青霉素。20世纪60—70年代，我从上海第一医学院毕业后到陕西农村基层工作，在很多时候还只能靠"一根针，一把草"治病。但是改革开放仅仅30多年，我国现代医学的发展水平已经接近发达国家。可以说，世界上所有先进的诊疗方法，中国的医生都能做，有的还做得更好。更为可喜的是，近年来我国医学界开始取得越来越多的原创性成果，在某些点上已经处于世界领先地位。中国医生已经不再盲从发达国家的疾病诊疗指南，而能根据我们自己的经验和发现，根据我国自己的实际情况制定临床标准和规范。我们越来越有自己的东西了。

要把我们"自己的东西"扩展开来，要获得越来越多"自己的东西"，就必须加强学术交流。我们一直非常重视与国外的学术交流，第一时间掌握国外学术动向，越来越多地参与国际学术会议，有了"自己的东西"也总是要在国外著名刊物去发表。但与此同时，我们更需要重视国内的学术交流，第一时间把自己的创新成果和可贵的经验传播给国内同行，不仅为加强学术互动，促进学术发展，更为学术成果的推广和应用，推动我国医学事业发展。

我国医学发展很不平衡，经济发达地区与落后地区之间差别巨大，先进医疗技术往往只有在大城市、大医院才能开展。在这种情况下，更需要采取有效方式，把现代医学的最新进展以及我国自己的研究成果和先进经验广泛传播开去。

基于以上考虑，科学技术文献出版社精心策划出版《中国医学临床百家》丛书。每本书涵盖一种或一类疾病，由该疾病领域领军专家撰写，重点介绍学术发展历史和最新研究进展，并提供具体临床实践指导。临床疾病上千种，丛书拟以每年百种以上规模持续出版，高时效性地整体展示我国临床研究和实践的最高水平，不能不说是一个重大和艰难的任务。

我浏览了丛书中已经完稿的几本书，感觉都写得很好，既全面阐述了有关疾病的基本知识及其来龙去脉，又介绍了疾病的最新进展，包括笔者本人及其团队的创新性观点和临床经验，学风严谨，内容深入浅出。相信每一本都保持这样质量的书定会受到医学界的欢迎，成为我国又一项成功的优秀出版工程。

《中国医学临床百家》丛书出版工程的启动，是我国现代医学百年进步的标志，也必将对我国临床医学发展起到积极的推动作用。衷心希望《中国医学临床百家》丛书的出版取得圆满成功！

　　是为序。

作者简介

Author introduction

何权瀛，1970 年毕业于北京医学院（现北京大学医学部）医疗系，1982 年获得医学硕士学位，1992 年赴日本自治医科大学研修。现任北京大学人民医院呼吸内科教授，主任医师，博士研究生导师，是国内公认的知名呼吸病专家和呼吸病学科带头人。长期致力于支气管哮喘、慢性阻塞性肺疾病、睡眠呼吸暂停疾病的防治研究。

兼任中国医师协会呼吸医师分会顾问、北京医师协会常务理事、北京医师协会呼吸内科专业专家委员会主任委员、美国胸科医师学会（ACCP）资深会员，《中华结核和呼吸杂志》《中国呼吸和危重监护杂志》《医学与哲学》《中国社区医师》杂志顾问、副主编，此外还在《中华全科医师杂志》等 20 余家杂志担任常务编委或编委。

主编医学专著 14 部，参编医学著作 30 余部、医学科普丛书 3 本，发表论文 606 篇。获得国家自然科学基金资助项目 3 项、卫生部科研基金 3 项、高等学校博士学科点专项科研基金

1 项，先后获得卫生部科学技术进步奖二等奖、中华预防医学科技奖三等奖、国家科学技术进步奖二等奖。已培养硕士研究生 11 名，博士研究生 17 名。

前 言
Preface

　　《慢性阻塞性肺疾病何权瀛 2016 观点》一书已于 2017 年春季正式出版发行，非常感谢科学技术文献出版社的几位编辑为此书的出版和发行做了大量工作，他们在此书审稿和校对过程中提出了许多有益的建议，使我获益匪浅。

　　近年来我国出版行业发展势头迅猛，但令人遗憾的是，现在是写书的人多，读书的人少。编写、出版一本书容易，销售起来则比较困难，结果造成了大量的书籍出版后无人问津，严重滞销，或者干脆流入到废品回收站，造成资金和纸张的浪费，究其原因十分复杂，在此不愿一一赘述。在《慢性阻塞性肺疾病何权瀛 2016 观点》一书的前言中我曾经借用了一首唐诗——朱庆余《近试上张水部》中的两句，"妆罢低声问夫婿，画眉深浅入时无"，戏谑自己当时的心态。本书出版后我不时关心本书的销售情况，还担心书中可能出现的错讹，希望能得到同道的指正。还好，去年年底出版社的编辑告诉我此书销售已售罄，这时我忐忑不安的心终于平静下来。2018 年 1 月初在由《医师报》举办的好书评选活动中，该书又承蒙错爱，荣获"2017 中国医界好书（自然科学类）"的奖项。当然这并不意味着该书已达完美境界。该书出版后我自己又重读了一遍，发现其中仍有不足之处，包括内容不全面、有遗漏，部分文字还需再斟酌，因此便计划于 2018 年修订此书，这便是我开始撰写《慢性阻塞性肺疾病何权瀛 2019 观点》的第一个理由。

《慢性阻塞性肺疾病何权瀛 2016 观点》从开始写作（2016年 6 月）至出版历时 2 年多，在这期间慢性阻塞性肺疾病领域又有了很多进展，包括 2017 年、2018 年和 2019 年 GOLD 的修订，钟南山院士在《新英格兰医学杂志》上发表重要文章提出 COPD 早期治疗策略及其意义，王辰院士领衔对中国成人中慢性阻塞性肺疾病患病率进行了更广泛、更深入的流行病学调查，之后又出版了《中国慢性呼吸疾病流行状况与防治策略》等作品。我深切地感知到他们的努力，应将这些进展补充到拙作之中，用心思考与总结。这是撰写本书的第二个理由。

2017 年对我来说是很不平常的一年。2017 年是我尊敬的导师穆魁津教授诞辰 100 周年，又是他老人家去世 20 周年，为了纪念穆老诞辰 100 周年，缅怀他老人家对我国呼吸病事业做出的巨大贡献，我们经过艰苦努力最终编辑出版了大型画册《高山仰止——隆重纪念穆魁津教授诞辰 100 周年》（出版者：科学技术文献出版社）。在此前后，我们还通过举办纪念活动、在报纸和杂志上发表纪念文章，追溯穆老的丰功伟绩。在这个过程中我们有幸回顾了穆老在慢性阻塞性肺疾病防控领域中做过的许多工作，重温了他对慢性阻塞性肺疾病防控的远见卓识。他的许多观点至今仍然值得我们斟酌学习，同时更加激励我们矢志不渝，坚忍不拔，为有效地防控慢性阻塞性肺疾病做出应有的贡献。我将穆老生前发表的最后一篇关于慢性阻塞性肺疾病防控的述评附于本书内，仅供相关专业读者参考。这是撰写《慢性阻塞性肺疾病何权瀛 2019 观点》的第三个理由。

《慢性阻塞性肺疾病何权瀛 2019 观点》一书是《慢性阻塞性肺疾病何权瀛 2016 观点》的补充、延续和更新，基本上保留了后者的结构，鉴于上述原因，这次撰写时对以下几个章节进行了较大的修改和补充：

1. 原章：从慢性阻塞性肺疾病定义看我们对此病的治疗及其本质的认识之间尚存在很大的差距——增加了对慢性阻塞性肺疾病定义的评议。

2. 原章：肺功能检查在慢性阻塞性肺疾病诊断和评估中的应用——增加了在慢性阻塞性肺疾病诊断时进行支气管舒张试验指征的探讨。

3. 原章：提高慢性阻塞性肺疾病的早期诊断率是一项值得关注的事情——增加了慢性阻塞性肺疾病诊断的新数据及新思路。

4. 原章：稳定期慢性阻塞性肺疾病的药物治疗策略在立足于控制现有症状的基础上力争减少未来发作风险，但尚存在一些问题——增加了慢性阻塞性肺疾病的治疗目标、方法和效果评估的内容。

5. 原章：慢性阻塞性肺疾病合并症——进一步介绍了支气管扩张、肺癌、心血管疾病、糖尿病和骨质疏松。

6.原章：从中医的角度探讨慢性阻塞性肺疾病防控的新思路——补充介绍了近年来中医和中药治疗慢性阻塞性肺疾病的进展，同时还简单介绍了肠道菌群问题。

另外，为了更全面地反映近年来慢性阻塞性肺疾病的进展，本次撰写时增加了慢性阻塞性肺疾病三级预防的内容。

君埋泉下，我自白头，每每夜深提笔，茫然若迷，只能叹一声知音再难寻觅。穆老去后第21年，我辗转踯躅，走他走过的路，也走他没能来得及走完的路，我已年逾古稀，呼吸病学这条路，日后还需要更多风华正茂的同仁继续走下去。我期盼着呼吸病学领域能够不断涌现更多的思路和想法，书中"观点"多是一家之言，其中疏漏，敬请读者斧正。

心知此路远且长，唯愿人心珍且重。再念恩师穆老，再谢同仁拼搏，再祝呼吸病学领域精研细作，再愿广大患者福寿安康。

何权瀛

《慢性阻塞性肺疾病何权瀛 2016 观点》 前 言

2016 年 3 月初，科学技术文献出版社编辑找到我，约我写一本《慢性阻塞性肺疾病何权瀛 2016 观点》的书，并强调本书编写工作将由我自己独立完成，不能邀请其他专家参与，写作过程中既要全面反映近年来该病在本领域最新的进展，同时还要体现出作者自己在本领域中的研究成果，突出个人的观点，要有自己的特色。当时我就感觉到科学技术文献出版社策划的这套丛书独具特色，所以也就没有做更多的思考便斗胆答应了他们的约稿。其后，在 4 月初便开始着手拟制写作提纲，收集资料，开始计划写 14 章，后来在写作的过程中又做了一些微调，最后成书共 16 章。按照策划的要求，并从本书的读者对象（本学科专业医生）考虑，对于本病的一些基础内容做了从简甚至省略处理，尽量展示我对本病关注和研究的热点、重点和有成果的部分，以飨读者。

从 6 月底开始正式启动本书的写作，计划每周完成一章，10 月初交稿。后来，因为有段时间我的身体不适，不得已延迟了两个月，直到 11 月中旬才完稿。

在半年多的写作过程中，我系统地回顾了自 1995 年到 2015 年这 20 余年我在慢性阻塞性肺疾病诊疗和研究方面走过的路，收集了这期间已发表的 97 篇文献，其中既包括了我自己及我与多名研究生一起完成的若干论著、调查报告，还有一些综述和述评，对于中华医学会呼吸病学分会慢性阻塞性肺疾病学组制定的《慢性阻塞性肺疾病诊治指南》及国际上的《慢性阻塞性肺疾病全球防治创议（GOLD）》，也结合我的临床经验，从个人角度进行了简单解读和评析。

在本书写作过程中，我经常会回忆起我的恩师——北京大学第一医院呼吸科穆魁津教授，2017年将是他老人家诞辰100周年和逝世20周年了，他本人就患有慢性阻塞性肺疾病，最后也因为这一疾病永远地离开了我们。他一生勤奋刻苦，对我国慢性阻塞性肺疾病防控工作做出了很重要的贡献，包括在国内最早领导并实施了一系列小气道功能测定的研究，并提出慢性阻塞性肺疾病发轫于小气道，努力防控小气道损害可能成为慢性阻塞性肺疾病防控的突破口。他老人家早在20世纪80年代就提出慢性阻塞性肺疾病要立足于预防这一理念，他曾形象地将此比喻为抗洪中下游筑坝不如上游疏导。但是由于种种原因，他的许多设想和建议并没有引起大家的重视，目前看来，这是慢性阻塞性肺疾病防治方面的一大遗憾。现在我们这些后来人努力去完成他老人家的遗愿，不断去探索攻克这一疾病的方法，将是对他最好的怀念和慰藉。

每次提笔，许许多多慢性阻塞性肺疾病患者就诊时的一幕幕不时从我的脑际中闪过，他们痛苦的面容和粗大的喘息声，令我终生难忘。这一切都在激励、催促我努力学习和认真写作。

在查阅相关文献的过程中，我看到了国内许多同道，特别是中华医学会呼吸病学分会慢性阻塞性肺疾病学组的各位学者，如蔡柏蔷、姚婉贞、徐永健、冯玉麟、冉丕鑫、陈亚红等，还有我的多位研究生，如张荣葆、谭星宇、卢冰冰、季蓉、叶阮健等完成的工作，他们一直在慢性阻塞性肺疾病防控领域中努力工作，在阅读他们发表的各种文献的过程中，我受到了很大的启示和帮助，让我思路更加宽广，对这一疾病的诊治认识更加深刻。

中国是一个慢性阻塞性肺疾病的发病大国。从医几十载，最使我感到焦虑和不安的是慢性阻塞性肺疾病的早期诊断率在中国仅有 35%，大量的慢性阻塞性肺疾病患者至今尚处于不知情和未治疗状态。即使已经确诊的慢性阻塞性肺疾病患者又因为种种原因，治疗不到位、不规律，使得病情不断进展，生命质量不尽如人意。据报道，在中国每年约有 100 万人死于慢性阻塞性肺疾病，平均每分钟就有 2.5 人死于这一疾病。世界卫生组织预测，到 2020 年慢性阻塞性肺疾病在全因死亡排序中将上升为第 3 位。然而最近有报道指出，2015 年我国慢性阻塞性肺疾病的死亡率已经提前居于第 3 位，与之形成强烈反差的是至今我国慢病防控规划中依然没有将该病纳入其中。慢性阻塞性肺疾病的防控工作任重而道远，需要引起更多人的重视，这也是我要认真完成此书的目的。

对于本书的写作态度我是很严肃、很认真的，为了数据的准确、内容的科学，力争做到每一个观点均有文献支持，语出有据。为此我查阅并核实了大量相关文献。但是，与海量的文献相比，这毕竟只是其中极小的一部分。必须说明的是，我并不是中华医学会呼吸病学分会慢性阻塞性肺疾病学组的成员，更不是什么"领军专家"，因为我在本书开篇中提到的个人对于慢性阻塞性肺疾病的情结，使我一直在努力想要做些什么。多年来我一直在努力，因受主客观条件所限，目前的研究还没有形成一个完整的系统，更缺少明显的特色。由于个人学识和能力所限，书中的个人观点难免存在疏漏，甚至是偏颇和错误之处，恳请读者批评指正！

最后，我还要特别感谢本书的编写秘书吴浙芳医生，她为本书的写作付出了辛勤的劳动。妆罢低声问夫婿，画眉深浅入时无？当我完成此书最后一章，并将书稿发给编辑时，我并没有松一口气的感觉，相反倒像是一个小学生答完试卷将卷子交给监考老师，忐忑不安地等待编辑审阅，心怀希冀又坐立难安。希望我的努力与认真，不辜负恩师的教导，不辜负同道的信任，不辜负后辈的苦心，不辜负患者的期许。

最后，希望经过大家的努力，慢性阻塞性肺疾病的防控工作不断取得进展，这可能会很难，我们还有大量的工作要去做，但无论在什么时候，迎难而上是必然的选择，希望我所走过的路，能够让读者学有所思、读有所益。

何权瀛

目 录
Contents

我的慢性阻塞性肺疾病情结

　　我并不是专门从事慢性阻塞性肺疾病（chronic obstructive pulmonary disease，COPD）临床研究的专家，对于 COPD 临床领域的许多问题知之甚少，对于 COPD 防控中许多问题并无良策，甚至深感焦虑和无奈。但我愿意在这个领域多做一些工作。坦率地讲，我对 COPD 的防治还是很感兴趣的，换句话说，我对 COPD 还是拥有深厚的个人情结的。

　　这种情结可以追溯到我的童年、大学乃至研究生学习阶段。

　　我自幼生长在农村，我的故乡是辽宁省南部的一个偏僻小山村。在新中国成立至改革开放前的那些年，我的家乡经济不发达，人民生活水平和文化水平都不高，长期处于缺医少药状态。在我小的时候，我们全乡只有两位乡村医生。他们出诊时药箱内只有一个听诊器、一具注射器、一个针盒和几样常用的药品，如阿托品、安痛定和青霉素等。注射器消毒时只能用开水煮沸的办法。在那个时期百姓若得了病，只知道自己哪儿不舒服，哪儿疼痛，根本谈不上确诊，更无法得到及时有效的治疗。大多数情况下他们只能自己苦熬，实在熬不过去了再去找乡村医生打上一针，或口服几片药物了事，这种现实实在是苦不堪言。由于我的家乡在中国的东北部，冬季取暖和做饭均要烧柴，柴属于生物燃料，厨房里和居室里常常是烟雾弥漫，正常人也常常会被呛得流泪不止，不断咳嗽，家庭妇女患上慢性咳嗽是常有的事儿。尤其是到了冬天，外出减少，室内的烟雾常常呛得人们不停地咳嗽、咳痰、喘息……至今我还清楚地记得我的两个姑奶奶、二舅和一位远房姑姑长期忍受咳喘的折磨，最后都因病去世。这一切至今仍旧历历在目，那时我就想过将来如能当个医生，用自己的知识和技术来给他们治疗，帮助他们摆脱疾病的困扰，然而不幸的是，他们早在我大学毕业之前便离开了人世。

1964 年夏秋之交我高中毕业，那时我的学习成绩优秀，高考时有选择北京大学和清华大学的机会，但是在父亲（研究中国医学史）和另外一位亲戚的引导下，我报考了北京医学院，最终如愿以偿考取了北京医学院医疗系，实现了我想学医的梦想。

在北医的 6 年学生生涯中，有两件事情对我以后的工作影响非常大：一件是在 1966 年寒假，我利用休假的时间对我家所在的全乡做了一个全面的慢性支气管炎的现场调查，那时候缺医少药的境况更加坚定了我从事医学研究的决心。另一件是 1969—1970 年我们一批医学生（包括医疗系、卫生系、口腔系等）自愿申请组成"北医 6·26 新医学教改探索队"，学校和附属医院为我们配备了强大的师资力量，到河北省宽城县和平泉县学习锻炼了 1 年。那 1 年里，虽然没有进行系统的临床知识技能培训，但是在艰苦学习过程中，进一步认识了中国农村缺医少药的状况并且有幸认识了钟南山、王海燕、孙毓恺等老师，并与胡大一、徐淑冰、张述禹等同学结下了深厚的友谊。

1970 年 9 月毕业后，我们响应党的号召到祖国最艰苦的大西北去。我被分到甘肃省武威县，在那里工作了 9 年。可以自豪地说，我把自己美好的青春年华都献给了祖国大西北的医疗卫生事业。当时甘肃省农村的经济、文化和卫生十分落后，这是我事先根本没有预料到的。9 年中我有两年半是在农村中度过的，真正是与贫下中农同吃、同住、同劳动，亲身经历了那里人民的缺医少药。许多传染病（尤其是肺结核、细菌性痢疾、流行性脑脊髓膜炎等）和慢性病，如慢性支气管炎和肺气肿严重地危害着当地人民的健康。在甘肃省武威县医院工作的 8 年中，当时我们承担的任务十分繁重，武威县医院当时只分内科（兼管儿科和传染科）、外科和妇产科。平时，尤其是到了夜间、节假日门诊时，我们内科大夫就是一个全科医生，内、外、妇、儿的患者都得会处理，那时几乎没有向外转诊的可能，所以我们必须在十分艰难的环境下奋发图强，刻苦努力，同时虚心地向当地的老师学习，可以说我们的临床基本功都是当时在甘肃的县医院练就的。这一阶段的工作经历对于我后来的医学生涯也具有十分重要的意义。

1979 年秋天，经过一番努力我有幸考取了北京医科大学第一医院呼吸内科的研究生，师从国内著名的呼吸病专家——穆魁津教授攻读医学硕士学位。从祖国的大西北基层回到母校，一方面十分兴奋；另一方面深感压力巨大，在医学研究方面，更主要的是临床知识和经验存在巨大差距。当时我的导师为我选定的研究题目是"小气道功能异常的病理基础研究"。当时国内外呼吸生理研究中小气道功能测定是一个热点。我最感兴趣的是小气道功能发生改变的病理基础到底是什么。关于这个问题，穆老认为小气道功能异常很可能是 COPD 早期的可逆阶段，如能弄清楚小气道功能异常的病理基础，在此基础上探讨逆转小气道功能异常的方法，有可能在 COPD 的研究上会有所突破。1982 年我完成了毕业论文《小气道功能异常与病理变化之间关系的初步探讨》，并且顺利获得了医学硕士学位，毕业后留在北京大学第一医院工作。此后围绕小气道问题我进行了一系列研究，并发表了 25 篇论文。大量研究结果表明，小气道功能测定可以灵敏地反映出许多危险因素（如吸烟、空气污染等）对于呼吸道的损害，但是缺乏特异性。更重要的是许多小气道功能异常的吸烟者后来并没有都发展为 COPD，这就说明小气道功能测定及其相关研究并没有成为逆转 COPD 的转折点，所以这个领域的研究日趋减少。1985 年我从北京大学第一医院调到北京大学人民医院，由于各种原因，我的小气道研究暂时中断。但是，我对于 COPD 的兴趣却一直不减，在 1985—2015 年长达 30 年的岁月中，我和我的研究生、同事在完成大量的、繁重的、艰巨的临床工作之余，克服了重重困难，对于 COPD 的基础和临床做了大量研究，这些研究工作主要集中在以下几个方面：① COPD 的高危因素和发病机制；② COPD 的早期诊断和主动发现；③ COPD 的规范化治疗和康复；④ COPD 患者的长期教育和管理。

这期间先后发表了有关 COPD 的论文 97 篇，获批省部级科研项目有：国家自然科学基金 2 项，卫生部科研基金 3 项，高等学校博士学科点专项科研基金 1 项；获奖 3 项：卫生部科学技术进步奖二等奖、中华预防医学科技奖三等奖、国家科学技术进步奖二等奖。

虽然在 COPD 的防控和治疗方面做了一些研究，也取得了一些成就，但要彻底解决 COPD 的防控和治疗问题，我们深感任重而道远，不敢稍有懈怠和满足。

参考文献

1. 何权瀛，穆魁津，李吉友，等 . 小气道功能异常与病理变化之间关系的初步探讨 . 中华结核和呼吸系疾病杂志，1985，8（4）：233-237.

2. 何权瀛，穆魁津，刘秉锟 . 小气道功能测定与慢性阻塞性肺疾病的早期诊断 . 国外医学：内科学分册，1984，11（4）：157-159.

COPD 的治疗现状与对其本质的认识之间尚存差距

1. 2017 年、2018 年和 2019 年 GOLD 对 COPD 的定义与现实明显不符

2017 年、2018 年和 2019 年国际的 COPD 全球倡议（The Global Initiative for Chronic Obstructive Lung Disease，GOLD）对 COPD 的定义如下：COPD 是一种常见的可以预防和治疗的疾病，其特点是持续存在呼吸道症状和气流受限，这是由于气道和（或）肺泡组织暴露于有毒颗粒，或有害气体引起的气道和（或）肺泡异常所致。与 2016 年对照，2017 年、2018 年和 2019 年 GOLD 对 COPD 的定义中持续存在气流受限仍保留不变，但删去了 COPD 是一种气道炎症疾病，增加了 COPD 的特征是持续存在呼吸道症状。

2000—2016 年我国流行病学调查中确诊的 COPD 患者中具有常见三大呼吸道症状的百分比为 31.8% ～ 88.2%。

最近王辰等完成的一项大型流调结果显示，流调中确诊为 COPD 的患者中只有 60% 具有呼吸道症状（图 1 ～图 5），这提示 COPD 的本质为肺部炎症，包括气道、肺实质乃至肺血管，而且贯穿于 COPD 的全程。

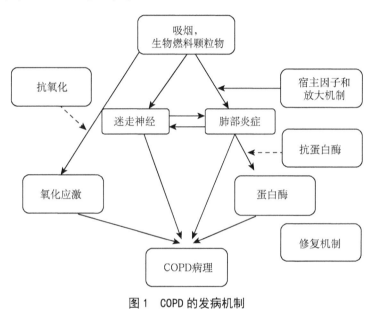

图 1　COPD 的发病机制

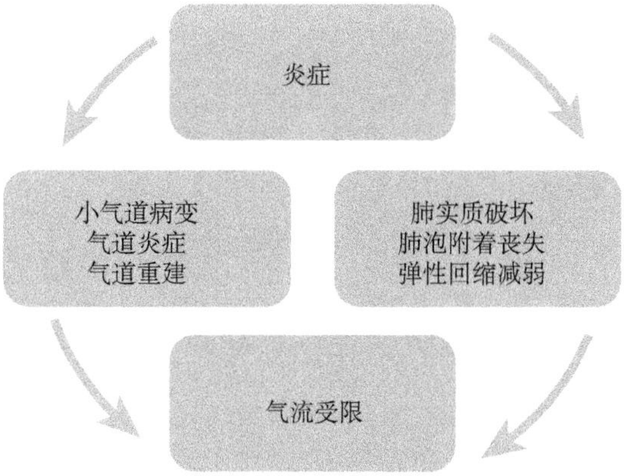

图 2　COPD 炎症与病理生理改变的关系

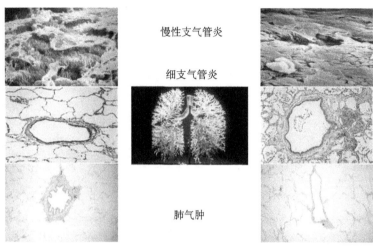

慢性支气管炎

细支气管炎

肺气肿

图 3　COPD 存在炎症表现，炎症遍布肺脏的大小气管、实质、血管（彩图见彩插 1）

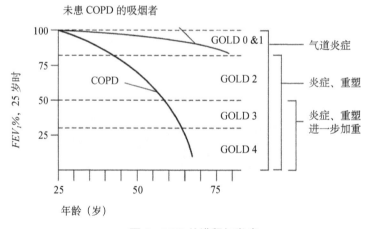

图 4　COPD 的进程与炎症

　　新版 COPD 定义中用"持续存在呼吸症状和气流受限为特征"取代原有的"持续气流受限与气道和肺部慢性炎症有关"，不利于 COPD 的早期诊断。

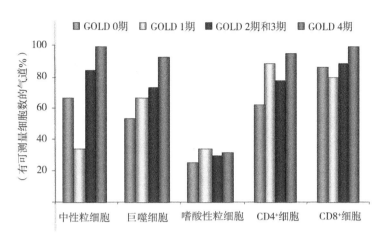

图 5　COPD 存在炎症表现——即使在 COPD 早期，也存在炎症（彩图见彩插 2）

　　Sansores 等曾经对病例发现（CFG）与戒烟筛查组（SCP）两种策略早期筛查 COPD 的效果进行比较，结果显示，尽管 SCP 组受试者中咳嗽、咳痰、气短的发生率显著低于 CFG 组，但是 SCP 组 COPD 的早期诊断率为 13.3%，显著高于 CFG 组（10.1%）（P=0.01），因而认为从有症状患者中筛查 COPD 的效率并不高。

　　稳定期 COPD 的评价方法（CAT）共分 8 个子项（表 1），强调 COPD 的常见症状处于动态变化中，现有 COPD 的定义强调持续存在呼吸道症状，与 CAT 评分相矛盾。

表 1　COPD 评估测试问卷

我从不咳嗽	⓪ ① ② ③ ④ ⑤	我一直在咳嗽
我一点痰也没有	⓪ ① ② ③ ④ ⑤	我有很多很多痰
我没有任何胸闷的感觉	⓪ ① ② ③ ④ ⑤	我有很严重的胸闷感觉
当我爬坡或上一层楼梯时，我没有气喘的感觉	⓪ ① ② ③ ④ ⑤	当我爬坡或上一层楼梯时，我感觉非常喘不过气来

续表

我从不咳嗽	⓪①②③④⑤	我一直在咳嗽
我在家里能够做任何事情	⓪①②③④⑤	我在家里做任何事情都很受影响
尽管我有肺部疾病，但我对外出离家很有信心	⓪①②③④⑤	由于我有肺部疾病，我对离家外出一点信心都没有
我的睡眠非常好	⓪①②③④⑤	由于我有肺部疾病，我的睡眠相当差
我精力旺盛	⓪①②③④⑤	我一点精力也没有

新版 COPD 的定义删除了关于气道炎症的论述，片面强调持续存在的呼吸症状，会使 COPD 的治疗停留在对症治疗水平，而忽视气道炎症的控制。

定义就是通过揭示概念的内涵，即指出概念所反映事物的本质以明确概念的逻辑方法。定义最根本的意义在于能够概括出事物的本质和发展规律。包括定义在内的一切科学的抽象都应更深刻、更正确、更完整地反映外界事物的本质。

任何一种疾病所表现出来的症状和体征只是疾病本质的一种外在表象，它并不代表疾病的本质和发展规律。临床上大家常常说的"异病同症，同病异症"的原因也在于此。某种疾病的症状存在与否、发生的频率和程度的轻重，不仅与疾病的发展阶段、病情严重程度有关，还与不同的患者，包括不同年龄、性别、文化水平、心理状态、对于疾病的体验、承受能力、表述水平不同等因素有关。

目前《中国高血压防治指南（2017 修订版）》中对高血压

的定义：在未服用抗高血压药物情况下，采用经过核准的汞柱式或电子血压计，在安静、休息和坐位时测量上臂肱动脉部位血压，如果收缩压 ≥ 140mmHg 和（或）舒张压 ≥ 90mmHg，测量 3 次非同日血压，均符合上述标准即可诊断为高血压，并不强调患者有无相应症状（如头疼、头晕等）；《中国 2 型糖尿病防治指南 2017 版》对 2 型糖尿病的定义则是患者空腹血糖达标（≥ 7.0mmol/L）或糖耐量异常（75g 葡萄糖负荷后 2h 血糖 ≥ 11.1mmol/L）即可诊断 2 型糖尿病，并不要求患者一定出现所谓的"三多一少"症状。

2. 从 COPD 的定义看，我们对此病的治疗及其本质的认识之间尚存在很大差距

多年来无论是国际的 GOLD，还是国内的 COPD 诊治指南，对于 COPD 的定义都是十分明确的，而且变化不大，认为 COPD 是一种常见的、以持续不能完全可逆的气流受限为特征，是一种可以预防和治疗的疾病，气流受限进行性发展，与气道和肺对有毒颗粒或气体的慢性炎症反应有关。其中最关键的是现在我们所诊断的 COPD 患者的气流受限是不能完全逆转的，相反，呈进行性发展。这就是说，尽管我们对 COPD 患者进行长期规范的治疗，加上康复，充其量只能减轻患者的症状，改善生命质量，减少急性加重次数，但不能从根本上改变其病程逐年加重的趋势，更不能延长患者的有效寿命。所以我们不得不面对这样残酷的现

实：由于 COPD 是一种不能完全可逆的疾病，其病情必然会逐年进行性加重，最后致残乃至死亡。据报道，我国每年大约有 100 万 COPD 患者死亡，平均每分钟将会有 2.5 人死于本病，所以，COPD 至今尚无一种药物能够完全控制其症状并阻止其病程进展，每年都会有大量的 COPD 患者因疾病本身和（或）并发症而死亡。

既然 COPD 患者的气流受限是不能完全可逆的，那么，我们防控 COPD 的意义何在？又有多大呢？

目前对于 COPD 的防控现状，不仅广大患者及其家属不满意，呼吸科医生也不满意。由于 COPD 病程长，疗效差，患者对于未来产生悲观情绪，这种情况下我们为什么不能在疾病的上游阶段，即气流受限尚处于可逆阶段进行有效的防控，为什么非要等到气流受限已进入不可逆阶段再进行低效的干预呢？

我们认为，在 COPD 漫长的发病过程中，其气流受限或气道阻塞必然经过一个由可逆到不可逆的慢性转变过程。1995 年，许多教科书和杂志上画的那三个圈相交的图示大家应该记忆犹新吧（图 6），从中我们可以看到无论是慢性支气管炎，还是肺气肿，真正发展为不可逆的气流受限，即 COPD 的只是其中一小部分，而大部分患者，特别是早期患者，其气流受限不仅是轻度的，而且是可逆的。为什么我们不把力量用到这部分患者身上呢？2002 年，中国的《慢性阻塞性肺疾病诊治指南》曾经提出一个零级概念，但不知为什么 2007 年的诊治指南又取消了零级，其实零级 COPD 很可能是属于 COPD 早期，也许那时其气流受限尚属可逆阶段。

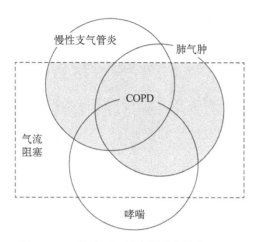

图 6　COPD 的构成：图中阴影部分为 COPD

[资料来源：Standards for the diagnosis and care of patients with chronic obstructive pulmonary disease. American Thoracic Society.Am J Respir Crit Care Med，1995，152（5 Pt 2）：S77-121.]

　　综上所述，长期以来，我们在 COPD 的防控中出现了较大的偏差，把防控慢性气道疾病的重点放错了位置，现在我们必须尽快改变这种思维方式，把工作的重点放到慢性气道疾病的上游或早期阶段，即气流受限尚处于可逆阶段。我们的奋斗目标是尽量不使其气流受限，由可逆阶段变为不可逆阶段。

　　近几年大家已经逐渐认识到 COPD 的病变不仅仅局限于肺，而是一种全身性炎症，至于这个过程到底是怎么发生的，至少有两种说法：一种说法是肺部炎症溢出学说；另一种说法是一开始 COPD 就是一种全身性慢性炎症，而 COPD 只是全身性炎症的一个部分。现在暂且不去讨论上述两种说法孰对孰错，有一点是大家公认的，即 COPD 是一种全身性疾病，其合并症甚至也可能是这种全身性炎症的局部表现。现在问题的关键是，既然大家都认可 COPD 是一种全身性炎症，然而目前，我们几乎没有针对这种全身性炎症进行有效治疗。众所周知，治疗稳定期 COPD 的基本用药是长效 β_2 受体激动剂（LABA）＋长效抗胆碱能药物（LAMA），重度及重度以上的稳定期 COPD 患者可以使用糖皮质激素（ICS）＋LABA（或再加上 LAMA），ICS 主要作用于呼吸道局部，很少会作用于全身。COPD 急性加重（AECOPD）时可以全身应用 ICS，包括口服或静脉给药，但是那也只是短期用药，不能长期应用。GOLD 并不提倡 COPD 患者长期全身应用 ICS，因为这样并不能解决 COPD 患者的全身炎症问题，所以从这个角度上来说，我们对于 COPD 的治疗与我们对于其疾病本质的认识之间尚存在很大的差距。

参考文献

1. Global Initiative for chronic obstructuive Lung disease update 2011.https：//goldcopd.org/.

2. Global Initiative for chronic obstructuive Lung disease update 2013.https：//goldcopd.org/.

3. Global Initiative for chronic obstructuive Lung disease update 2014.https：//goldcopd.org/.

4. Global Initiative for chronic obstructuive Lung disease update 2015.https：//

goldcopd.org/.

5. Global Initiative for chronic obstructuive pulmonary disease（GOLD）.Global Strategy for diagnosis，Management Prevention of COPD.2016.https：//goldcopd.org/.

6. Global Initiative for chronic obstructuive pulmonary disease（GOLD）.Global Strategy for diagnosis，Management Prevention of COPD.2017.https：//goldcopd.org/.

7. 中华医学会呼吸病分会慢性阻塞性肺疾病学组 . 慢性阻塞性肺疾病诊治指南 . 中华结核和呼吸杂志，2002，25（8）：453-460.

8. 中华医学会呼吸病分会慢性阻塞性肺疾病学组 . 慢性阻塞性肺疾病诊治指南（2007 年修订版）. 中华结核和呼吸杂志，2007，30（1）：8-17.

9. 中华医学会呼吸病分会慢性阻塞性肺疾病学组 . 慢性阻塞性肺疾病诊治指南（2013 年修订版）. 中华结核和呼吸杂志，2013，36（4）：255-264.

10. Global Strategy For The Diagnosis，Management，and prevention of Chronic Obstructive Pulmonary Disease（2018 Report）.https：//goldcopd.org/.

11. Global Strategy For The Diagnosis,Management，and prevention of Chronic Obstructive Pulmonary Disease（2019 Report）.https：//goldcopd.org/.

应全面深入认识 COPD 的病因及各种病因之间的复杂关系

目前认为 COPD 是遗传－环境因素相互作用导致的疾病。在具有同样吸烟史的人群中，并非所有的人都会发展成为 COPD，这是因为个体对疾病的遗传易感性或生存空间和时间存在差异。所以目前认为，尽管吸烟是研究最多的导致 COPD 的重要危险因素，但并不是唯一因素。

生物燃料可能是导致室内空气污染和 COPD 的重要原因，因为在通风条件较差的室内燃烧生物燃料进行烹饪或取暖会造成室内空气污染，这也是导致 COPD 的一个很重要的危险因素。在世界范围内，近 30 亿人使用柴草或煤炭作为主要的烹饪、取暖及其他用途能源，因此世界范围内受害人数量很大。

城镇严重的空气污染对已有心肺疾病的个体极为有害，但目前室外空气污染在 COPD 致病中的地位尚不明确。城市中因燃烧石油造成的空气污染主要源于机动车辆排放的尾气，与呼吸功能下降有关，这种长期低水平的暴露对于 COPD 的影响尚有待进一步研究。

国外研究还发现，发生 COPD 的风险与患者的社会经济状况呈负相关。这种关联是否反映了社会经济状况与暴露于室内外空气污染、拥挤、营养状态不佳、感染或其他因素相关尚不明确。此外，哮喘可能也是发生 COPD 的危险因素，有调查研究结果显示，即使纠正了吸烟因素之后，成年哮喘患者发生 COPD 的风险是没有患有哮喘者的 12 倍，大约 20% 的哮喘患者可能发生不可逆的气流受限。欧洲的社区呼吸健康调查结果显示，气道高反应性是仅次于吸烟的、重要的 COPD 风险因素，占人群归因风险的 15%。

COPD 的发病与患者母亲的妊娠经过、出生时婴儿状态、肺脏生长发育、童年及青春期危险因素暴露等过程有关，肺功能测定可识别出具有发展成为 COPD 可能的高危人群。在妊娠及童年时期任何可以影响肺脏生长发育的因素均具有增加个体发生 COPD 风险的潜在作用。一项大规模的研究及多因素分析证实，出生体重与成年后第一秒用力呼气容积（FEV_1）呈正相关。另有研究发现，儿童时期肺部感染对成年后的肺功能也有影响，认为幼年时发生严重的呼吸道感染与成年人肺功能下降及呼吸道症状增加有关。

多年来，我们围绕着 COPD 的病因进行了一系列的研究，大致可以归纳为以下几个方面。

3. 吸烟是目前最常见的导致 COPD 的危险因素

与不吸烟者相比，吸烟者出现呼吸道症状和肺功能异常的概率更高，每年 FEV_1 下降的速度更快，COPD 的病死率更高。与主动吸烟相似，被动吸烟也会引起呼吸道症状和 COPD。长期吸烟是环境中引起 COPD 的最重要危险因素。近年来研究显示，吸烟引发 COPD 的机制可能主要包括以下几个方面：

（1）吸烟产生的理化刺激可以激活炎症细胞促发多种炎症因子的释放，诱导炎症反应，引起气道和肺组织结构改变，进而导致气道重构，气流受限，最后发展为 COPD。

（2）香烟烟雾本身即可以导致氧化应激反应增强，氧化 - 抗氧化系统失衡，进而引起组织损伤。

（3）近年来人们开始认识到 COPD 可能属于一种自身免疫调节异常反应性疾病。大量研究结果显示，长期吸烟可以引起固有免疫和适应性免疫应答异常。

（4）气道重构是导致 COPD 患者气道阻塞的重要原因，其主要机制包括持续气道炎症反应，氧化 - 抗氧化失衡，蛋白酶 - 抗蛋白酶失衡，而上述各种因素均与长期吸烟有关。

多年来，在 COPD 临床和科研工作中我们始终重视吸烟和控烟问题。2003 年我们曾就住院患者中吸烟状态进行过一次系统调查，发现住院患者中戒烟成功率较高，但仍有 28% 的人没有戒烟，因而建议必须充分发挥医生在患者戒烟中的劝导作用。

2001 年我们开始对 COPD 患者进行长期的教育和管理，包括定期举办医学知识讲座。在这个过程中我们始终把控烟作为 COPD 防控中的一项重要内容，向 COPD 患者系统宣讲长期吸烟的危害，介绍如何戒烟的方法。截止到目前，我们管理的 COPD 患者中 90% 已成功戒烟。2008 年我们曾经撰文分析为什么许多人明知吸烟有害但是戒烟率并不高的原因；介绍了我们在医疗实践中帮助患者成功戒烟的方法，包括 X 线胸片对比法、肺脏年龄计算法、不良后果警示法等。

近年来人们逐渐认识到长期吸烟不仅仅是一种严重危害自己和他人健康的不良习惯，也认识到烟草依赖是一种慢性病。为了更好地宣传这种理念，我们专门撰写文章《如何理解烟草依赖是一种慢性病》，来讨论烟草依赖。文章的内容包括烟草依赖的定义、香烟依赖产生机制、临床表现、诊断方法及标准，并且系统介绍了各种戒烟方法。

4. 长期无机粉尘暴露可引起 COPD 的发病

职业暴露是一个被低估了的 COPD 的危险因素，这些暴露包括有机和无机粉尘、化学物质、烟雾等。一项大型的人群研究显示，职业暴露可能导致 10% ~ 20% 符合 COPD 表现的症状和肺功能受损。

近年来越来越多的循证医学研究结果表明，职业相关性暴露是 COPD 发生的一个非常重要的危险因素，职业暴露会对患者产生长远而严重的影响。认识和认可职业相关性刺激物暴露作为

COPD 的重要原因经历了一个相当长的时期。目前认为职业相关性 COPD 是一种被低估了的 COPD 类型。

近期我们曾在京西（门头沟区）地区进行了一次关于煤工尘肺病合并 COPD 情况的调查。选择 451 例煤工尘肺病患者作为研究对象，对受试者进行肺功能检查，并了解其临床症状、用药情况，应用多因素回归分析法分析各种危险因素引起尘肺病患者罹患 COPD 的原因。结果发现，尘肺病患者中 COPD 的患病率为 44.6%，远远高于普通人群中的患病率（8.2%）。研究结果还显示：随着尘肺病期别、接尘时间、吸烟指数的增加，尘肺病患者中 COPD 的患病率相应增高，其 *OR* 值分别为 3.20、1.09 和 1.01；合并 COPD 的尘肺病患者 COPD 评分（CAT）均值为 25.6。煤工尘肺病合并 COPD 患者的临床症状重，用药不规范，建议今后对煤工尘肺病合并 COPD 问题给予应有的重视。

5. COPD 患者发病存在易感性

众所周知，COPD 患者中吸烟者占 80% 以上，然而长期吸烟者只有 10% ~ 15% 的人将来会发展为 COPD，这就提示吸烟引发 COPD 存在着易感人群的问题。深入研究这个问题对于进一步降低 COPD 的发病率、更有效地实施控烟是非常重要的。这几年，我们围绕这个问题发表过数篇文章进行了深入探讨。

6. COPD 和肺功能受损具有家族聚集倾向

关于 COPD 的发病与基因的关系已有大量报道，其中突出的遗传性危险因素是严重的先天性 α_1 抗胰蛋白酶（α_1-AT）缺乏。α_1-AT 是一种主要的蛋白酶抑制剂，这种酶的缺乏仅与世界上极小部分人罹患 COPD 有关。

在患有严重 COPD 的吸烟者中，已观察到气流受限具有显著的家族性风险。这提示遗传因素与环境因素可能共同影响对本病的易感性，但是 COPD 与肺功能研究结果及全基因组相关研究、候选基因分析结果还存在差异。

在 20 世纪末，我们曾两次获得国家自然科学基金资助研究 COPD 呼吸衰竭的呼吸控制功能及遗传规律。我们在 2000 年发表了一篇相关综述，认为 COPD 患者呼吸控制功能及其对低氧、高 CO_2 反应异常是其发生呼吸衰竭的原因之一，并就 COPD 呼吸衰竭的患者呼吸控制功能的异常及其遗传规律做了综述。之后我们进行了一系列临床研究，首先观测 COPD 2 型呼吸衰竭患者及其子女呼吸中枢对低氧的反应性，并对低氧呼吸驱动与微卫星点的关系进行连锁分析，探讨其低氧呼吸驱动反应性降低的基因是否与染色体 6q21.1-21.2 区域的某一位点相连锁。具体做法是测定了 6 例 COPD 2 型呼吸衰竭患者及其 21 名子女呼吸中枢驱动对低氧的反应性，同时对位于第 6 号染色体短臂上的 5 个微卫星点进行扩增片段长度多态性检验，用 LINKAGE 遗传统计软件进行连锁分析。结果显示，受检的 10 名子女低氧呼吸驱动反应降低，结论是低氧呼吸驱动反应降低可能受遗传因素的影响，而且其遗传方式符合常染色体显性遗传，导致低氧呼吸驱动反应性降低的基因与 D6S276 位点紧密连锁。在另一项研究中我们探讨了 COPD 2 型呼吸衰竭患者及其子女呼吸驱动反应性变化，并对其遗传性进行探讨，结果显示，低氧呼吸中枢驱动反应降低可能是导致 COPD 患者发生 CO_2 潴留的原因，且低氧呼吸中枢驱动反应降低可能受遗传因素影响。

其后，我们对 COPD 遗传流行病学研究进行了更广泛和深入的探讨，并曾发表了一篇题为《COPD 遗传流行病学研究方法和进展》的综述。在这篇综述中提出 COPD 是一种多基因疾病，其发病除了受遗传易感性制约外，还受外界环境因素的影响，运用多种遗传流行病学方法进行研究将会对 COPD 的发病提供更多的信息。在这篇综述中我们比较详细地介绍了 COPD 家系调查的方法，包括亲属发病率调查、综合分离分析、通径分析、亲属对之间相关分析，同时还介绍了双生子法的研究现状。其后我们曾经系统地研究过 COPD 患者子代肺功能的相关因素，并发表了一篇题为《预测慢性阻塞性肺病患者子代肺功能的相关因素研究》，具体的做法是测定了 59 例 COPD 患者的 117 例子女和 28 例非 COPD 患者的 55 例子女的肺功能，并调查他们的吸烟习惯、职业性粉尘接触史、临床表现等。对所有子女成员的 FEV_1 进行多元线性回归分析，结论认为亲代中有 COPD 患者是其子女 FEV_1 降低的独立危险因素，说明 COPD 和肺功能受损具有家族聚集倾向。

7. 我们前期的一些研究认为，出生低体重与成年后发生 COPD 具有相关性

1998 年我们曾撰写了一篇综述，系统介绍了有关肺的发育与成年后罹患慢性气道阻塞性疾病的关系，认为早年肺发育不良的婴儿成年后易患慢性气道疾病，可能对 COPD 的防治具有重要意义。之后我们对婴儿出生体重、孕周对学龄儿童肺功能的影响进行了系列研究，旨在探讨出生体重、孕周与学龄儿童肺功能检查指标的关系。具体的做法是测定了 35 名 6～9 岁的出生低体重儿童的身高、体重、肺功能，调查孕周及被动吸烟情况，并与年龄、性别配对的出生时正常体重的儿童进行比较，结果显示，出生低体重的学龄儿童大多数肺功能指标显著低于正常体重的儿童。其后我们又通过动物实验进一步研究了母体妊娠期营养不良对 SD 仔鼠肺功能的影响，结论认为，母鼠怀孕第 8 天起到自然分娩期间每天半量饮食可以成功地建立宫内发育迟缓的动物模型，与对照组相比，母体营养不良的仔鼠 3 周后反映出大小气道生理指标下降。

8. 儿童时期下呼吸道感染与成年后发生 COPD 有一定相关性

为了研究儿童时期下呼吸道感染与成年后发生慢性支气管炎的关系，我们选择了 7 岁前曾经因下呼吸道感染住院治疗的 90

例患者，纳入研究时距其 7 岁前住院已经过去了 24 ～ 31 年，以其无相似病史的同胞作为对照，结果发现，下呼吸道感染组和对照组成人的年龄、性别、过敏史等均相似，对照组吸烟量虽然高于感染组，但是感染组的慢性支气管炎发病率（12.2%）显著高于对照组（2.2%）。研究结果表明，儿童时期下呼吸道感染对成年后发生慢性支气管炎起着重要作用，吸烟可能促进慢性支气管炎的发生。

9. 基因多态性比单个易感基因更能影响 COPD 的发病

2002 年我们曾经进行过两项研究探讨基因多态性与 COPD 发病之间的关系：

（1）我们先研究了谷胱甘肽 S- 转移酶 P1（*GSTP1*）基因第 5 外显子多态性（A/G）与北京地区中国北方汉族人群 COPD 的相关性。本研究采用病例对照的方法选择了 97 例 COPD 患者和 67 例非 COPD 患者，通过聚合酶链式反应 – 限制性片段长度多态性法检测两组患者 *GSTP1* 基因第 5 外显子各种基因型和等位基因频率。结论认为，*GSTP1* 基因第 5 外显子多态性（A/G）与北京地区中国北方汉族人群 COPD 的易感性无关。

（2）我们进一步研究了我国北方汉族人群微粒体环氧化物水解酶基因多态性与 COPD 易感性的关系。具体做法是应用聚合酶链反应 – 限制性片段长度多态法检测微粒体环氧化物水解酶基因型在 55 例中国北方汉族人群吸烟的 COPD 患者和 52 例健康吸烟者中的频率分布。结果显示,微粒体环氧化物水解酶基因与中国北方汉族人 COPD 易感性无关。

2004 年我们又系统地研究了中国北方汉族正常人、吸烟的 COPD 患者、吸烟的非 COPD 患者基质金属蛋白酶(matrix metalloproteinases,MMPs)12-82 位点等位基因和基因分布频率,探讨此基因多态性对 COPD 发病的影响。结果显示,在中国北方汉族人中基质金属蛋白酶 -12(*MMP-12*)基因 -A82G 等位基因多态性与我国北方汉族吸烟者发生 COPD 无关。

上述的研究提示我们,COPD 是一种多基因疾病,多种基因性状除了受多种基因影响外还受环境因素影响。COPD 的易感性不能完全按照孟德尔原理直接进行研究。与一个基因对一个性状的单基因遗传不同,许多基因对于 COPD 的发病既非必要也非充分,吸烟或其他环境因素导致 COPD 的易感性实际上是与多种基因的多态性共同作用有关,包括影响蛋白酶 - 抗蛋白酶平衡的候选基因、影响氧化 - 抗氧化平衡的候选基因、影响炎症过程的候选基因等。

在这种理论的指导下,我们系统研究了基质金属蛋白酶 -1(*MMP-1*)、基质金属蛋白酶 -9(*MMP-9*)、*MMP-12* 基因的多态性与 COPD 易感性的关系,采用病例对照研究方法收集了 147 例吸烟的 COPD 患者和 120 例吸烟的非 COPD 正常对照组,应用聚合酶链式反应 - 限制性内切酶分析方法比较 *MMP-9*、*MMP-1*

和 *MMP-12* 基因多态性在 COPD 和非 COPD 中的差异。结论认为 *CT* 和 *AsnAsn* 两种基因型同时存在可增加 COPD 的易感性，*CC*、*GG* 和 *SerSer* 3 个基因型同时存在对患 COPD 具有防护作用。多基因联合作用对多基因遗传疾病发病的影响要比单个易感基因的作用更重要。

其实，COPD 相关基因的研究十分复杂，目前 COPD 相关基因的研究包括以下几个方面：

①与蛋白酶 – 抗蛋白酶失衡有关的基因：α_1-AT、基质金属蛋白酶、金属蛋白酶组织抑制剂、裂解素 – 金属蛋白酶 33。

②与氧化损伤有关的基因：谷胱甘肽 S- 转移酶、微粒体环氧化物水解酶、细胞色素 P450 酶、血红素氧合酶、超氧化物歧化酶。

③与免疫失衡及炎症过程相关的基因：肿瘤坏死因子 -α（*TNF*-α）、淋巴毒素 -A（*LT-A*）、维生素 D 级联蛋白、白介素、转移生长因子 -β_1（*TGF*-β_1）、干扰素 - γ（*IFN-γ*）、集落刺激因子（*CSF*）。

④与肺组织相关的基因。

⑤与气道高反应性相关的基因。

⑥与抗微生物肽相关的基因。

⑦与凋亡相关的基因。

⑧其他相关基因：血管紧张素转化酶基因、热休克蛋白、内皮一氧化氮合成酶、内皮素受体 B（*ETB*）、尼古丁受体 3

（*CHRNA3*）、Hh 相互作用蛋白。

参考文献

1. GOLD Executive Committee. Global strategy for the diagnosis， management, and prevention of chronic obstructive pulmonary disease（Revised 2016）. http：// goldcopd.org.

2. 张素，何权瀛，刘君，等.100 例吸烟的呼吸系统疾病住院患者吸烟状态调查报告. 心肺血管病杂志，2003，22（2）：114-117.

3. 何权瀛. 帮助吸烟者有效戒烟的几点体会. 中华结核和呼吸杂志，2008，31（4）：316-317.

4. 何权瀛. 如何理解烟草依赖是一种慢性病. 中国呼吸与危重监护杂志，2011，10（2）：105-106.

5. 余春晓，高鸿，李素文，等. 京西地区 451 例煤工尘肺合并慢性阻塞性肺疾病情况调查. 中国呼吸与危重监护杂志，2015，14（2）：128-131.

6. 何权瀛. 关于慢性阻塞性肺疾病患者的易感性问题. 中华结核和呼吸杂志，1999，22（2）：127-128.

7. 卢冰冰，何权瀛. 早期预测慢性阻塞性肺疾病易感者的研究现状. 国外医学：呼吸系统分册，2001，21（4）：169-171.

8. 季蓉，何权瀛. 慢性阻塞性肺病呼吸衰竭患者的呼吸控制功能及其遗传学研究. 国外医学：呼吸系统分册，2000，20（1）：25-28.

9. 季蓉，何权瀛，张荣葆，等. 慢性阻塞性肺疾病患者低氧呼吸驱动降低的遗传学初步研究. 中华医学遗传学杂志，2000，17（3）：173-177.

10. 季蓉，何权瀛，张荣葆，等 . 慢性阻塞性肺疾病患者家系呼吸驱动反应性的研究 . 中华医学杂志，2001，81（6）：348-351.

11. 卢冰冰，何权瀛 .COPD 遗传流行病学研究方法和进展 . 国外医学：遗传学分册，2002，25（5）：288-292.

12. 卢冰冰，何权瀛，陈青，等 . 预测慢性阻塞性肺病患者子代肺功能的相关因素研究 . 中华医学杂志，2002，82（16）：1136-1139.

13. 何权瀛 . 肺发育不良与慢性气道阻塞性疾病的关系 . 国外医学：呼吸系统分册，1998，18 增刊：50-52.

14. 谭星宇，何权瀛，丁东杰 . 出生体重、孕周对学龄儿童肺功能的影响 . 中华结核和呼吸杂志，2001，24（5）：276-279.

15. 谭星宇，何权瀛 . 母体妊娠期营养不良对 SD 仔鼠肺功能的影响 . 中国比较医学杂志，2006，16（7）：398-401.

16. 丁东杰，何权瀛，陈尔璋，等 . 下呼吸道感染患儿成年后发生慢性支气管炎的随访观察 . 中华结核和呼吸杂志，1992，15（6）：341-343.

17. 卢冰冰，何权瀛 . 谷胱甘肽 S 转移酶 P1 基因第 5 外显子多态性与北京地区中国北方汉族人群慢性阻塞性肺疾病的相关性 . 中华内科杂志，2002，41（10）：678-681.

18. 张荣葆，张爱珍，何权瀛，等 . 中国北方汉族人微粒体环氧化物水解酶基因多态性与慢性阻塞性肺疾病易感性的关系 . 中华内科杂志，2002，41（1）：11-14.

19. 张荣葆，何权瀛，张志欣，等 . 中国北方汉族人基质金属蛋白酶 12 基因多态性与慢性阻塞性肺疾病易感性的关系 . 心肺血管病杂志，2004，23（4）：240-243.

20. 卢冰冰，何权瀛 .COPD 疾病相关基因的研究进展 . 国外医学：内科学分册，2002，29（7）：291-295.

21. 张荣葆，何权瀛，杨瑞红，等 . 中国北方汉族人基质金属蛋白酶 1、9、12 基因多态性与慢性阻塞性肺疾病易感性的研究 . 中华流行病学杂志，2005，26（11）：907-910.

22. 熊明媚，王健，钟南山，等 . 慢性阻塞性肺疾病相关基因组学研究 . 中华结核和呼吸杂志，2016，39（1）：58-61.

COPD 发病的关键环节和具体机制尚待进一步研究

COPD 的发病机制十分复杂，至今尚未完全阐明，目前认为慢性气道炎症、氧化－抗氧化失衡、蛋白酶－抗蛋白酶失衡是 COPD 发病机制中的三个关键环节。

10. 气道慢性炎症在 COPD 的发病中起重要作用

目前对于 COPD 患者气道炎症的本质、特点及其炎症机制认识尚不十分明确，几乎所有的吸烟者下呼吸道炎症细胞均增多。COPD 易感者炎症呈过度表现，并且更为持久，最终会发展为 COPD。正常人戒烟后数月到数年后气道炎症会消散，而 COPD 患者戒烟后气道炎症仍旧持续存在难以消散，甚至会继续进展。吸烟引起的气道炎症可能始于上皮细胞损伤。上皮屏障是香烟或其他有害物质首当其冲的侵害部位。上皮细胞产生的花生四烯酸代谢产物——双羟二十四烷酸损伤上皮后可触发神经炎症，促使感觉神经释放神经肽（P 物质和神经激肽 A、神经激肽 B），这些物质均为极强的趋化剂，使中性粒细胞等炎症细胞向肺移动，造成肺组织损伤。香烟烟雾及焦油等刺激巨噬细胞活化并吞噬颗粒，形成黑色素细胞并产生趋化因子，诱使更多的细胞聚集于肺。中性粒细胞是 COPD 发病机制中最重要的炎症细胞，主要存在于气道上皮、黏液腺体和气道腔内。浸润和滞留在气道的中性粒细胞可释放多种炎症介质和蛋白酶，造成组织损伤。淋巴细胞，主要是 $CD8^+T$ 细胞长期浸润于气道管壁、肺泡隔、血管壁和淋巴结内。已知 $CD8^+T$ 阳性细胞可以产生多种对肺实质有毒性效应的因子，募集和激活其他炎症细胞。因此，目前认为 $CD8^+T$ 阳性细胞介导的免疫反应可能为 COPD 发病的转折点。目前认为活化的肥大细胞和嗜酸性粒细胞是 COPD 的一种表型，具有此类特点的患者对 ICS 的治疗反应更好。激活肺组织结构细胞，如上皮细胞和成纤维细胞也会产生炎症介质，在炎症反应中起重要作用。

（1）炎症细胞

中性粒细胞：研究表明，COPD 患者气道腔内存在中性粒细胞的聚集，而且中性粒细胞与患者气道的阻塞程度、痰液的数量及吸烟史密切相关。由此可见，中性粒细胞在气道腔内的聚集和活化在 COPD 进行性气流受限中发挥重要作用。尽管目前对于中性粒细胞在气道内聚集的机制尚不完全清楚，但是认为各种炎性介质和细胞因子如过敏毒素 C5α、血小板活化因子（PAF）、白三烯 B_4（LTB_4）、TNF-α、IL-1β、IL-8 等均可促进中性粒细胞的迁移，使之穿越血管内皮细胞和气道黏膜的基膜，在炎症局部聚集。此外，激活的中性粒细胞还可通过释放蛋白酶、氧化代谢产物造成肺的局部组织损伤，引起支气管和肺实质的多种病理改变，促进 COPD 的发生、发展。

巨噬细胞：吸烟者的巨噬细胞释放 IL-1、IL-6、TNF-α 的能力、吞噬能力、免疫球蛋白结合能力及杀伤肿瘤细胞、念珠菌的能力均下降。肺泡巨噬细胞在吞噬烟雾中的颗粒物质后被激活，产生 IL-8、TNF-α、IL-1、巨噬细胞炎症蛋白（MIP）-1、MIP-2、PAF、花生四烯酸代谢产物等趋化介质。

T 细胞：研究表明，COPD 患者支气管活检标本中发现 IL-12 表达增多，同时 Th1 趋化因子表达增多。还有研究报道，COPD 患者痰液中穿孔素浓度增高，肺泡细胞凋亡现象增多，这与 $CD8^+T$ 细胞的数量及肺气肿的严重程度相关。

嗜酸性粒细胞：嗜酸性粒细胞的出现预示 COPD 患者对激素反应良好。COPD 急性加重患者的支气管黏膜活检标本和支气管肺泡液灌洗液中嗜酸性粒细胞的数量增加时，会诱导痰中的嗜酸性粒细胞碱性蛋白的水平增加，提示这些细胞可能发生脱颗粒。

树突状细胞：树突状细胞可激活许多其他炎症细胞和免疫细胞，包括巨噬细胞、中性粒细胞、T 淋巴细胞和 B 淋巴细胞。这些被激活的细胞在肺内对吸烟和吸入其他有毒物质的反应中发挥重要作用。此外,树突状细胞还能促进 MMP-9 和 MMP-12 的释放,参与肺气肿的发病。在 Th1 反应中,树突状细胞与 IL-12 促进 Th1 为主的慢性炎症发生,表现为 CD8$^+$T 细胞增多,释放干扰素、诱导蛋白 -10 (IP-10)、IFN-γ、TNF-α 及穿孔素、端粒酶,促使肺结构细胞发生凋亡和坏死引起肺气肿。在 Th2 反应中,树突状细胞诱导 Th2 细胞分化,合成和释放 IL-4 引起黏液的高分泌。

(2) 细胞因子的作用

在 COPD 的发病过程中涉及了多种细胞因子,但是单一的一种细胞因子作用是有限的,这提示多种细胞因子可能具有共同的细胞间信息传导通路,而环核苷酸可能是共同的信号系统。引起 COPD 发生、发展的细胞因子包括 TNF-α、转化生长因子 -β (TGF-β)、呼出气一氧化氮、LTB4、趋化因子。这些细胞因子形成了复杂的细胞因子网络,细胞外受体通过这些复杂的机制产生信号传导瀑布,指挥和协调细胞之间的应答反应。绝大多数细胞因子的功能经过复杂的系统发挥作用可以影响另一些细胞因子的产量和应答。其中,肿瘤坏死因子是一种重要的多功能细胞因子,在 COPD 的炎症反应中,它能诱导内皮细胞表达黏附分子,从而介导白细胞黏附于血管内皮细胞。另外,它还能直接趋化嗜酸性粒细胞。TNF-α 还能激活白细胞,尤其是巨噬细胞和中性粒细胞,使其毒性增加,释放更多的氧和氮基团,及其他细胞因子，如 IL-6、IL-8 等。TNF-α 还可增加中性粒细胞的细胞外蛋白分解作用，这是形成肺气肿的重要机制。TNF-α 还可能增加气道高反应性，其主要机制是它可以造成气道上皮损伤。

（3）COPD 发病机制的新观点：自身免疫

近年来，人们认识到 COPD 发病过程中的炎症过程涉及中性粒细胞、巨噬细胞和 CD8$^+$T 淋巴细胞，以及多种细胞因子和炎症介质造成肺组织破坏，并产生全身作用。有证据表明，COPD 患者戒烟后，肺内的炎症会持续存在，这可能是因为包括炎症在内的复合因素最终决定了疾病持续进展。近年来，有学者据此提出 COPD 是一种自身免疫性疾病的假说：他们认为香烟烟雾或感染因素会诱导天然免疫系统细胞分泌蛋白水解酶，特别是中性粒细胞产生的弹性蛋白酶和巨噬细胞产生的 MMP-9 和 MMP-12 在肺内形成弹性蛋白片段，进而诱发易感者体内细胞介导的免疫反应。长期暴露于烟雾，抗原递呈细胞将弹性蛋白片段递呈到 T 淋巴细胞，使之聚集，又会进一步活化弹性蛋白特异性 B 细胞。肺 T 淋巴细胞受体缺陷可以引起弹性蛋白特异性 Th1 细胞克隆增殖，释放细胞因子和趋化因子，如 IFN-γ、IP-10、MIG 等。Th1 细胞表达的 CXC 亚族趋化因子 3（CXCR3），通过活化其配体 CXCL9 和 CXCL10 促进巨噬细胞分泌 MMP-12，抑制 α- 抗胰蛋白酶在自动反应的 Th1 细胞协助下多种蛋白酶联合活化，最终导致广泛的弹性蛋白水解和肺气肿形成。

此外，目前认为 COPD 是一种全身性疾病，包括肺内外结构和功能的改变，这些因素密切相关并互相影响，从而形成 COPD 的恶性循环。COPD 的全身效应是恶性循环中的重要组成部分，而肺外的炎症在 COPD 全身效应中也起到重要作用。

11. 氧化－抗氧化失衡在 COPD 的发病机制中具有重要作用

吸烟可引起氧化物产生增加，白细胞释放活性氧增加导致氧化负荷增加，抗氧化物的损耗或缺乏导致机体抗氧化能力下降。氧化－抗氧化失衡可以导致抗蛋白酶失活、气道上皮损伤、黏液分泌增多、增加中性粒细胞在肺微血管中的聚集及促炎症介质的基因表达。所以，氧化－抗氧化失衡在 COPD 的发病机制中具有重要作用。

当气道暴露于各种烟尘、细菌和病毒污染的环境时就会打破氧化－抗氧化平衡。香烟烟雾中含有 6000 多种化学物质，包含多种强氧化剂。气道炎症反应时也会产生大量氧自由基。下呼吸道存在着多种内源性抗氧化物质，当氧化物增多和抗氧化物消耗形成氧化－抗氧化失衡，就会导致肺组织损伤。氧化应激反应造成肺组织损伤的机制如下：过氧化使 α_1- 胰蛋白酶抑制物（α_1-PI）及组蛋白二乙烯氨基转移酶 2（HDAC2）失活。HDAC2 是 ICS 下调促炎症因子的辅助因子，其失活有利于 COPD 的持续进展。此外，氧化应激还可激活和转录因子 NF-κB 和活化蛋白（AP）-1 参与炎症介质的调控。当机体暴露于各种变应原、污染的空气、微生物中时，气道内的炎症细胞就会聚集并释放出一些化学趋化因子。中性粒细胞在 COPD 的形成中起着特殊作用，它在肺内移动的速度很慢，容易滞留于肺泡毛细血管内，附着在肺毛细血管内皮细胞并与之粘连，然后穿过血管内膜及肺泡进入气道。活化的巨噬细胞分泌白介素 -8，激活中性粒细胞，释放细胞因子和活性氧（ROS）。过敏原还可以刺激机体的免疫系统产生 IL-5，从而激活嗜酸性粒细胞，这也是 ROS 产生的另一种来源。ROS 增多的过程中还原型辅酶Ⅱ（NADPS）减少，超氧化物产生体系被激活，释放超氧阴离子进入细胞内，在超氧化物歧化酶（SOD）催化下生成 H_2O_2，后者与卤化物阴离子反应生成次卤酸，次卤酸再与超氧阴离子作用，产生另一种强氧化剂——羟自由基（·OH）。在这个过程中，炎症细胞释放出高浓度的超氧阴离子、羟自由基、次卤酸和过氧化氢，这些物质进入周围细胞，使气道组织中氧自由基数量增多。

　　氧化应激可以引起肺组织形态异常和功能改变。烟雾中的氧自由基及炎症细胞所释放出的 ROS，可以刺激气道上皮细胞分泌高分子量的复合糖，减弱黏膜的功能，增加内皮细胞的通透性，降低内皮细胞黏附性，并对 2 型肺泡上皮细胞具有一定溶解作用。同时，ROS 的增加会降低弹性蛋白核胶原的合成，影响细胞外基质各组成成分的结构，募集在肺内的多种炎症细胞，如中性粒细胞、嗜酸性粒细胞、巨噬细胞、淋巴细胞，可以释放多种 ROS，进一步加重肺损伤。

氧化应激反应可以激活转录因子，如 NF-κB 和 AP-1，而转录因子又可以调节多种炎症介质，如 IL-8、IL-1、TNF-α 和一氧化氮的释放，促进中性粒细胞在肺内的滞留和活化。此外，各种氧化剂还可调节中性粒细胞表面黏附分子的表达，诱导 IL-8 产生。肺部炎症反应可以产生大量 ROS 和弹性蛋白酶，也可能使抗蛋白酶（如 α1- 抗胰蛋白酶及分泌性白细胞蛋白酶抑制因子）失去活性。

12. 蛋白酶 - 抗蛋白酶失衡通过损害细胞外基质和调节细胞的活性和功能而影响 COPD 的发病

肺气肿形成是肺组织损伤的典型表现，肺损伤发生机制十分复杂，但蛋白酶 - 抗蛋白酶失衡是其主要机制。肺内丝氨酸蛋白酶（蛋白酶 3、糜蛋白酶等）、基质金属蛋白酶（matrix metalloproteinases，MMPs）和半胱氨酸蛋白酶具有水解弹性蛋白的活性，对肺气肿的形成起一定作用。目前认为，蛋白酶活性增高和抗蛋白酶活性降低是导致肺气肿的重要原因。炎症反应可以使蛋白酶生成增多，浸润的中性粒细胞等炎症细胞、成纤维细胞可衍生大量弹性蛋白酶，包括 MMP-9、MMP-12 及半胱氨酸蛋白酶等。炎症过程中氧自由基生成增多，抗蛋白酶对氧化剂敏感性增强，如 α_1- 抗胰蛋白酶上的甲硫基可被氧化而失去活性，最终造成蛋白酶与抗蛋白酶失衡。组织破坏取决于酶及其抑制物的相互整合作用。如组织蛋白酶和金属蛋白酶均有裂解丝氨酸蛋白酶抑制物的作用，丝氨酸蛋白酶又可降解 MMPs 的内源性抑制物（TIMPs），因此，一组蛋白酶可使另一组蛋白酶抑制物失活。MMPs 是以无活性的酶原被释放出来，丝氨酸蛋白酶能降解并活化这些酶原，导致活化 MMPs 对肺组织的级联破坏。MMPs 等又是重要的炎性介质，MMP-12 裂解弹性蛋白所生成的肽类是巨噬细胞的强力趋化剂。MMPs 可激活 TGF-β，弹性蛋白酶可激活表皮细胞生长因子受体（EGFR），促使炎症加重和气道重塑。综上所述，蛋白酶 - 抗蛋白酶失衡的破坏是广泛的，不仅会损害细胞外基质，还会调节细胞的活性和功能。

（1）蛋白酶与抗蛋白酶的种类

蛋白酶主要包括中性粒细胞弹性蛋白酶、基质金属蛋白酶等。蛋白溶解酶抑制物是体内存在的抗蛋白酶系统，α_1-AT 是活性最强的一种，此外还包括 α_2- 巨球蛋白（α_2-M）和抗白细胞蛋白酶（ALP），正常情况下 α_1-AT、α_2-M 和 ALP 协同发挥作用保护肺和气道，使其不被蛋白酶所破坏。这些蛋白酶抑制剂在炎症过程和氧化剂作用下可能失活，因而不能有效地阻止蛋白酶的活性。另外，体内尚存在一组内源性金属蛋白酶抑制剂，称为组织金属蛋白酶抑制剂（TIMP），它能与 MMP 酶原结合，抑制酶的活性。

（2）蛋白酶对细胞外基质的破坏作用

吸烟者肺中的炎症细胞可以产生多种蛋白酶参与肺气肿的形成。导致肺组织破坏的内源性蛋白酶主要来自中性粒细胞和巨噬细胞。中性粒细胞来源的蛋白酶包括中性粒细胞蛋白酶（NE）、蛋白酶 3（PR3）和组织蛋白酶 G，其中 NE 不仅能够降解几乎所有的细胞外基质和许多重要的血浆蛋白，而且还可以诱导上皮细胞释放多种炎症因子，如 IL-8。巨噬细胞来源的基质金属蛋白酶第二类中的明胶酶（MMP-2、MMP-9）及基质降解素（MMP-3、MMP-1、MMP-11）为破坏细胞外基质的主要蛋白溶解物。MMPs 的主要功能为降解组织连接蛋白、细胞外基质、弹性蛋白和纤维连接蛋白等。

巨噬细胞蛋白酶是半胱氨酸蛋白酶类，可以破坏肺组织的结构蛋白。巨噬细胞还分泌一种纤维蛋白溶酶激活物，它可以激活纤维蛋白溶酶，进而使弹性蛋白降解。

（3）MMPs、TIMPs 与 COPD 关系的研究

由于 MMP 几乎能够降解所有的细胞外基质（extracellular matrix，ECM）成分，如弹性蛋白、各型胶原及明胶，还与中性粒细胞、巨噬细胞、嗜酸性粒细胞、T 淋巴细胞、支气管上皮细胞等细胞的迁移关系密切。具有酶活性的 MMP 还能修饰多种细胞因子的活性，如 IL-8、TGF-β、TNF-α、IL-1β。

① MMPs 和 TIMPs 分类

MMPs 包括 20 多种蛋白酶，能够降解细胞外基质中的蛋白，根据其作用物的底物和酶结构的不同，MMPs 可分为以下 5 类：胶原酶、明胶酶、间质溶解素、弹性蛋白酶和膜型蛋白酶。

根据 TIMPs 独特的基因编码，TIMPs 可以分为以下 4 个亚

型：TIMP-1、TIMP-2、TIMP-3、TIMP-4，每一种 TIMP 能与多种活化的 MMPs 结合，并抑制其活性。其中 TIMP-1 能够特异性地抑制 MMP-9 的活性；TIMP-2 和 TIMP-4 能有效地抑制 MMP-2 的活性。因此，TIMP 不仅对维持细胞外基质的生理功能具有重要作用，而且与细胞的生长和分化、组织的重塑关系密切。

② MMP 在气道中的表达

研究发现，MMP 不仅可由肺组织结构细胞如成纤维细胞、内皮细胞、上皮细胞和肺泡 II 型细胞产生，而且也可由中性粒细胞、巨噬细胞、淋巴细胞和嗜酸性粒细胞产生。中性粒细胞不仅能合成、储存丝氨酸蛋白酶，还能合成和储存 MMP-9、MMP-8。巨噬细胞能够产生 MMP-1、MMP-3、MMP-7、MMP-9、MMP-12。

③ MMPs、TIMPs 与 COPD 关系的研究

研究显示，COPD 患者痰液中 MMP-9/TIMP-1 比例下降，同时这种比例与 FEV_1 和用力肺活量（FVC）呈正相关，因此认为 MMP-9/TIMP-1 的平衡是气道阻塞形成的决定因素。正常情况下，MMP-9 和 TIMP-1 处于平衡状态，如果 MMP-9/TIMP-1 的比值升高，表明气道壁以炎症反应为主，如果此比值下降则表明以修复为主。

慢性支气管炎和阻塞性肺气肿患者痰液中 MMP-9/TIMP-1 的比值比正常人显著降低，提示存在着明显的气道重塑，所以目前认为 MMPs/TIMPs 失衡是气道重塑的重要机制和标志，反映了气道修复和重塑的过程。

13. 胆碱能神经在 COPD 的发病机制中具有重要作用

COPD 支气管阻塞的病理生理机制尚包括迷走神经控制的黏液高分泌和由胆碱能神经机制诱发的支气管平滑肌张力增加。COPD 气道阻塞发病机制中最主要的可逆成分则是副交感神经活性增高、气流受限和过度充气，可被抗胆碱治疗部分逆转。

研究显示，COPD 患者 M_2 受体比例降低，而 M_1 和 M_3 受体比例增加。动物研究证实，病毒感染、抗原刺激和臭氧暴露后气道高反应性和 M_2 受体功能障碍有关。病毒的存在可能会影响 M_2 受体的结构，导致受体功能改变。流感病毒和副流感病毒外膜上存在神经氨酸酶，病毒感染后此酶高度表达，并可以破坏 M_2 受体表面的唾液酸，导致 M_2 受体激动剂和 M_2 受体的亲和力下降。动物模型研究显示，病毒感染导致 M_2 受体功能下降引起的气道高反应性可能是通过激活炎症细胞引起的，特别是巨噬细胞和 $CD8^+T$ 淋巴细胞。豚鼠接受抗原刺激后引起抑制性 M 受体介导的气道高反应性是通过嗜酸性粒细胞介导的。研究结果提示，嗜酸性粒细胞和髓鞘碱性蛋白（MBP）介导的 M_2 受体功能障碍在人类气道高反应性中可能具有重要作用。

到目前为止，关于 COPD 发病机制中气道慢性炎症、氧化 - 抗氧化失衡、蛋白酶 - 抗蛋白酶失衡、胆碱能神经功能异常及这四者之间的关系尚有许多问题需要进一步研究，其中涉及诸多炎症介质和细胞因子，它们之间可能形成十分复杂的网络关系，现初步总结如下（图7）。

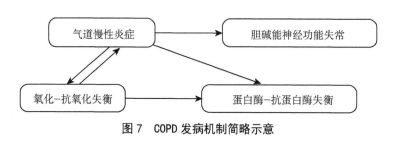

图 7　COPD 发病机制简略示意

　　到目前为止，虽然 COPD 的发病机制尚未完全清楚，但是人体吸入有害颗粒或气体后引起肺内氧化应激、蛋白酶－抗蛋白酶失衡、胆碱能神经功能异常及肺部炎症反应相互影响而引起 COPD 的机制逐渐被认可。COPD 患者肺内炎症细胞以肺泡巨噬细胞、中性粒细胞和 $CD8^+T$ 细胞为主，激活的炎症细胞可释放多种炎症介质，包括 LTB_4、IL-8、TNF-α 等，能够破坏肺的结构和（或）促进中性粒细胞炎症反应。自主神经功能紊乱在 COPD 的发病中也可起到重要作用。

　　COPD 特征性的病理改变发生于气道、肺实质和肺血管。在中央气道，炎症细胞浸润表层上皮，黏液分泌腺增大和杯状细胞增多，使黏液分泌增加。在外周气道内，慢性炎症反应导致气道管壁损伤和修复过程反复发生，造成气道壁结构重塑、胶原含量增加及瘢痕组织形成，这些病理改变均可造成气道狭窄，引起固定性气道阻塞。

　　COPD 患者典型的肺实质破坏表现为小叶中央型肺气肿，涉及呼吸性细支气管扩张和破坏，病情较轻时这些破坏常发生在肺的上部区域，其后随着病情进展可弥漫性分布于全肺，并破坏毛细血管床。COPD 的肺血管改变以血管壁增厚为特征，内膜增厚是最早的结构改变，其后出现平滑肌增加和血管壁炎性细胞浸润。COPD 加重时平滑肌细胞增生肥大，蛋白多糖和胶原增多进一步使血管壁增厚。

在 COPD 肺部病理学改变的基础上，会出现相应的 COPD 特有的病理生理学改变，包括黏液高分泌、纤毛功能失调、小气道炎症、纤维化及管腔内渗出、气流受限和气体陷闭引起肺过度充气、气体交换异常、肺动脉高压乃至肺心病及全身性不良反应。随着 COPD 的进展，外周气道阻塞、肺实质破坏和肺血管受损等降低了肺内气体交换的能力，产生低氧血症并出现高碳酸血症。长期慢性缺氧可导致肺血管广泛收缩和肺动脉高压，常伴有血管内膜增生，某些血管发生纤维化和闭塞导致肺循环的结构重组。COPD 晚期会出现肺动脉高压，进而发生慢性肺源性心脏病。

COPD 可以导致全身不良反应，包括全身炎症反应和骨骼肌功能不良，促进或加重合并症的发生。COPD 的全身不良反应可使患者活动能力受限，生命质量下降，预后更差。

参考文献

1. 姚婉贞，孙德俊，钟南山 .COPD 热点问题 . 北京：人民卫生出版社，2009；112-149.

2. 施焕中 .COPD. 北京：人民卫生出版社，2006；95-151.

目前国内 COPD 诊断标准的执行状况及诊断的可靠性

1997 年 GOLD 及 2003 年国内慢性阻塞性肺疾病诊治指南就已经明确提出 COPD 的诊断标准，包括高危因素暴露史，症状（咳嗽、咳痰、运动 / 活动后气短），辅助检查，特别是肺功能检查指标，强调吸入支气管舒张剂之后的 $FEV_1/FVC < 70\%$ 提示患者存在不能完全可逆的气流受限，认为这是 COPD 诊断的金标准。尽管这一标准并不复杂，临床上易于实施，然而由于种种的主客观原因，长期以来国内 COPD 的诊断状况并不理想，诊断水平差强人意。

近两年 GOLD 中曾指出，按照这种固定的标准（吸入支气管舒张剂之后 $FEV_1/FVC < 70\%$）诊断 COPD 对于老年人来说可能存在一定数量的过度诊断，而对于 40 岁以下的中青年人可能会出现诊断不足（漏诊）。对此我们曾经进行过研究，就整体而言，固定标准诊断并不会造成更大或更多的不良后果。相反，如

果采用分年龄段，按照低于 FEV_1/FVC 正常值 80% 的标准进行判断会使 COPD 的诊断更加复杂，益处并不明显。

到目前为止，在国内 COPD 诊断标准执行的情况如何、现有的诊断水平如何，尚无系统的大数据报道。不过根据我们的了解，诊断中仍然存在不少问题。

14. COPD 的发病特点使得早期诊断困难重重

COPD 的发生发展是一个漫长的过程，需要十几年甚至更长的时间。早期患者常无症状或症状不明显，或无特异性。至症状明显，特别是出现呼吸困难时患者才去就诊，这时确诊的患者多属重度或重度以上 COPD，这种"因症就诊"的医疗模式从根本上阻碍了 COPD 的早期诊断，这一点我们将在本书《如何提高 COPD 的早期诊断率》一章进一步系统阐述。

15. 在我国全面开展肺功能检查尚不能实现

基层，特别是农村缺少最基本的诊断条件和设备，甚至连吸入型 β_2 受体激动剂也没有，因而难以普遍开展肺功能检查。

诊断 COPD 一定要有肺功能检查结果的支持，否则其诊断的可靠性则会大打折扣。我们早在 2003 年时就对我国部分省市 COPD 诊断中肺功能检查应用情况进行过调查，结果表明，确诊的患者中只有 34.0% 进行过肺功能检查。后来我们又对国内 10 个省市基层医疗单位 COPD 诊断情况进行研究，在 10 个省市中，所有患者的诊断均没有肺功能检查结果作为依据。这些基层医疗单位常用的检查项目为心电图、X 线，甚至 CT，但是却没有肺功能检查设备。2007 年，钟南山等进行的我国 40 岁以上成人中 COPD 流行病学调查研究结果显示，我国 COPD 的患病率为 8.2%，其中 35.1% 的受试者在流行病学调查前已被诊断为慢性支气管炎、肺气肿和 COPD，只有 6.5% 的患者做过肺功能检查。在二级、三级医院，COPD 患者诊断中肺功能检查应用的情况也不尽如人意。2013 年，我们曾调查过国内 10 个省市二级、三级医院呼吸科 COPD 诊断中肺功能检查应用的情况。结果显示，只有 35% 的患者做过肺功能检查。这说明即使在三级医院，COPD 诊断中肺功能检查特别是气道阻塞可逆性试验开展得也不普遍。

16. COPD 诊断标准的执行中还存在很多的问题

尽管到目前为止，我们尚没有国内 COPD 诊断时肺功能检查的具体数据，但是国内发表的大量有关 COPD 研究论文可以从一个侧面反映出存在的若干问题。

COPD 诊断中对于诊断标准中气流受限可逆性这一点认识模糊，执行不力。无论在专业性学术期刊的审稿中，还是在各种类型的学术研讨会上，许多学者在介绍 COPD 病例来源时常常只是笼统地说 $FEV_1/FVC < 70\%$，而没有明确是吸入 β_2 受体激动剂之前还是之后的测定结果，如再追问他们，常常就会回答说是吸入 β_2 受体激动剂之后 $FEV_1/FVC < 70\%$，这种回答的可靠性到底

如何，实难推测和验证。最近我们查阅了部分相关论文，只有少数的文献明确说明 COPD 诊断的依据是吸入 β₂ 受体激动剂之后 $FEV_1/FVC < 70\%$。

正确执行气道阻塞可逆性测定的指征是明确 COPD 诊断的基础和前提。进行支气管舒张试验证实患者存在着不可逆性气流受限是诊断 COPD 的基础，但是到目前为止，无论是国际的 GOLD 还是国内的 COPD 诊治指南中，均没有明确规定进行支气管舒张试验的适应证，即到底在什么情况下才需要进行支气管舒张试验。许多有关 COPD 诊断的论文只是交代应用支气管舒张剂之后 $FEV_1/FVC < 70\%$，而没有说明在何时进行支气管舒张试验。许多学者将支气管哮喘时进行支气管舒张试验的指征照搬到 COPD 的诊断中，以 FEV_1 占预计值百分比（$FEV_1\%$）$< 70\%$ 作为支气管舒张试验的适应证，而没有考虑到基础的 FEV_1/FVC 水平。这样做会漏掉一部分患者，即基础 $FEV_1\% > 70\%$，而 $FEV_1/FVC < 70\%$ 的 COPD 患者。相反，会使一部分患者（$FEV_1\% < 70\%$，而 $FEV_1/FVC > 70\%$）进行不必要的支气管舒张试验。最近我们分析了我院 2015 年 674 例胸外科患者术前肺功能检查情况：第一组 $FEV_1\%$ 和 FEV_1/FVC 均 $< 70\%$ 共 44 例，其中 29 例进行了支气管舒张试验，吸入 β₂ 受体激动剂后，$FEV_1/FVC < 70\%$ 的共 27 例，结合其临床资料，除外其他疾病，最后确诊为 COPD（阳性率为 93.1%）；第二组 $FEV_1\% < 70\%$、$FEV_1/FVC > 70\%$ 共 69 例，其中有 11 例吸入支气管舒张剂进行气道可逆性测定，结果没有 1 例 FEV_1/FVC < 70%，所以没有 1 例被诊断为 COPD；第三组 $FEV_1\%$ ≥ 70%、FEV_1/FVC < 70% 共 19 例，因为其 $FEV_1\%$ > 70%，所以尽管其 FEV_1/FVC < 70%，但是并没有进行支气管舒张试验，这其中是否有人患有 COPD，则无法得知。

17. COPD 的鉴别诊断在诊断中不可或缺

COPD 是一种常见病，其与许多常见病，如支气管哮喘、支气管扩张、肺结核、慢性充血性心力衰竭和弥漫性泛细支气管炎都有许多相似之处，需要认真鉴别。只有进行全面和充分的鉴别之后 COPD 的诊断才能建立在科学的基础之上，其后的治疗才会有效。然而，目前许多医院在诊断中片面地强调 FEV_1/FVC < 70% 这一"金标准"，鉴别诊断大多流于形式，不够认真和严谨，造成对 COPD 的诊断不够严谨，其可靠性大打折扣。

参考文献

1. GOLD Executive Committee. Global strategy for the diagnosis, management, and prevention of chronic obstructive pulmonary disease (Revised 1997). http：// goldcopd.org.

2. 中华医学会呼吸病学分会慢性阻塞性肺疾病学组. 慢性阻塞性肺疾病诊治指南. 中华结核和呼吸杂志，2002，25（8）：453-460.

3. GOLD Executive Committee.Global strategy for the diagnosis, management, and prevention of chronic obstructive pulmonary disease (Revised 2015). http：//

goldcopd.org.

4. 于立萍，何权瀛．对于以吸入支气管舒张剂后 $FEV_1/FVC\% < 70\%$ 作为 COPD 诊断标准的一点意见．中国呼吸与危重监护杂志，2013，12（1）：5-6.

5. 何权瀛，赵倩，叶阮健，等．我国部分省市慢性阻塞性肺疾病诊断中肺功能测定情况初步调查．中华结核和呼吸杂志，2003，26（1）：39-40.

6. 何权瀛．我国农村基层慢性阻塞性肺疾病诊治现状调查报告．中国呼吸与危重监护杂志，2014，13（1）：5-9.

7. Zhong N，Wang C，Yao W，et al.Prevalence of chronic obstructive pulmonary disease in China：a large，population-based survey.Am J Respir Crit Care Med，2007，176（8）：753-760.

8. 张荣葆，谭星宇，何权瀛．从流行病学调查结果看我国慢性阻塞性肺疾病诊断不足问题．中华健康管理杂志，2013，7（1）：44-47.

9. 穆魁津，林友华．肺功能测定原理与临床应用．北京：北京医科大学、中国协和医科大学联合出版社，1992：200-203.

10. 朱蕾，刘又宁，于润江．临床肺功能．北京：人民卫生出版社，2004：254-262.

11. 郑劲平．肺功能学——基础与临床．广州：广东科技出版社，2007：116-122.

12. GOLD Executive Committee. Global strategy for the diagnosis，management，and prevention of chronic obstructive pulmonary disease（Revised 2011）.http：//www.goldcopd.com.

13. GOLD Executive Committee. Global strategy for the diagnosis，management，

and prevention of chronic obstructive pulmonary disease（Revised 2014）.http：//www. goldcopd.com.

14. 中华医学会呼吸病学分会慢性阻塞性肺疾病学组 . 慢性阻塞性肺疾病诊治指南（2007 年修订版）. 中华内科杂志，2007，46（3）：254-261.

15. 中华医学会呼吸病学分会慢性阻塞性肺疾病学组 . 慢性阻塞性肺疾病诊治指南（2013 年修订版）. 中华结核和呼吸杂志，2013，36（4）：255-264.

16. Ko FW，Woo J，Tam W，et al. Prevalence and risk factors of airflow obstruction in an elderly Chinese population.Eur Respir J，2008，32（6）：1472-1478.

17. Zhou Y，Wang C，Yao W，et al.COPD in Chinese nonsmokers.Eur Respir J，2009，33（3）：509-518.

18. 刘升明，王小平，王大礼，等 . 广东部分地区慢性阻塞性肺疾病发病状况调查 . 中华医学杂志，2005，85（11）：747-752.

19. 刘升明，周玉民，王大礼，等 . 广州部分城区慢性阻塞性肺疾病流行病学调查分析 . 临床内科杂志，2005，22（5）：314-316.

20. 姚婉贞，朱红，沈宁，等 . 北京市延庆县慢性阻塞性肺疾病流行病学调查结果 . 北京大学学报（医学版），2005，37（2）：121-125.

21. 王小平，周玉民，曾祥毅，等 . 粤北地区慢性阻塞性肺疾病患病率调查 . 中华流行病学杂志，2005，26（3）：211-213.

22. 翁俊良，郑义珊，王文莉，等 . 汕头地区慢性阻塞性肺疾病患病情况的调查 . 海南医学，2006，17（12）：122-123.

23. 朱红，姚婉贞，沈宁，等 . 北京市农村地区慢性肺源性心脏病流行病学调查结果及分析 . 中国呼吸与危重监护杂志，2007，6（6）：419-423.

24. 侯刚，李猛，冯学威，等 . 辽宁部分农村地区女性慢性阻塞性肺疾病流行病学调查 . 中国医科大学学报，2007，36（6）：671-672.

25. 苏伟强，周玉民，陈虹，等 . 湛江地区 40 岁以上人群 COPD 患病率的城乡差异 . 实用医学杂志，2007，23（3）：310-313.

26. 喻昌利，赵春梅，李晓旭，等 . 唐山农村地区慢性阻塞性肺疾病患病率调查 . 临床荟萃，2009，24（21）：1857-1860.

27. 运玲，徐应军，喻昌利，等 . 唐山市农村地区慢性阻塞性肺疾病危险因素病例对照研究 . 中国慢性病预防与控制，2009，17（5）：498-500.

28. 加孜娜·托哈依，胡晓婷，赵双锁，等 . 新疆和田农村地区 60 岁以上维吾尔族人群慢性阻塞性肺疾病的流行病学调查 . 新疆医科大学学报，2010，33（9）：1017-1020.

29. 陈萍，赵海涛，刘蕾，等 . 沈阳市部分社区慢性阻塞性肺疾病发病情况调查分析 . 中国实用内科杂志，2010，30（3）：227-229.

30. 荣艳，凌敏，胡翠芬，等 . 新疆阿克苏农村地区慢性阻塞性肺疾病危险因素分析 . 中国实用内科杂志，2010，30（6）：528-530.

31. 王川，马德东，肖伟，等 . 济南市城市居民慢性阻塞性肺病现状调查及相关危险因素分析 . 山东大学学报（医学版），2011，49（2）：128-132.

32. 曾雪峰，王晓霞，包勇，等 . 成都市社区慢性阻塞性肺疾病流行病学调查 . 中国呼吸与危重监护杂志，2011，10（1）：30-32.

如何提高 COPD 的早期诊断率

  COPD 是一个重要的公共卫生问题，目前全球约有 6 亿人患有 COPD。2007 年钟南山等报道我国 COPD 的患病率为 8.2%，据推测中国有 3800 万～4200 万 COPD 患者。2018 年王辰等报道我国 20 岁以上成人中 COPD 的患病率为 8.6%，40 岁以上人群中 COPD 患病率为 13.7%。据推算中国目前 COPD 总人数达 9990 万，我国 COPD 的病死率居世界首位。WHO 预测 2020 年 COPD 的病死率将上升到第 3 位。2015 年全球疾病负担（GBD2015）发布结果显示，2015 年中国人口死因排序 COPD 已跃居第 3 位。

  首先，我们必须明确什么是 COPD 的早期诊断。COPD 早期的改变主要为平滑肌收缩和黏液分泌过多，这时病变可能处于可逆阶段，而后期常常出现气道重塑和肺气肿。早期引起 FEV_1 下降的主要因素是平滑肌收缩和黏液分泌增多，而后期发生气道重塑和明显肺气肿，气流受限可逆性大大降低。目前，临床上确诊的 COPD 多属中重度，其肺功能降低多在 50% 以上。现有的治疗措施，包括戒烟和药物治疗，对 2 期以上有症状的 COPD 患者效果较差，因此我们必须重视 COPD 的早期诊断问题。COPD 早期诊断与早期 COPD 并不是同一个概念，所谓早期 COPD 是指疾病尚处于自然进程的早期，这是一个时间范畴的问题，可惜到目前为止对于什么是早期 COPD 尚无明确定义，同时早期 COPD 并不等于轻症 COPD，而 COPD 的早期诊断是指如何尽早地从普通人群中查出已经符合 COPD 诊断标准的病例，这就明确了什么是 COPD 的早期诊断问题。

长期以来我国 COPD 早期诊断率很低。据钟南山等报道，其流行病学调查时确诊的 COPD 患者中只有 35.1% 是流行病学调查前确诊的（这里暂且不去推敲和核实其诊断准确性如何），其余 64.9% 的 COPD 患者之前根本不知道他们已经患有 COPD。如果不进行流行病学调查，这些患者就会长期处于不知情、未治疗的状态，病情会迅速进展和恶化。

18. 通过文献分析寻找 COPD 就诊率低的原因

为了了解我国 COPD 的诊断情况，以期提高 COPD 的防治水平，我们曾以"慢性阻塞性肺疾病""流行病学调查"为主题词，在万方数据库和 MEDLINE 中检索我国 2000 年 1 月—2011年 12 月公开发表在核心期刊或统计源期刊上、样本数 ≥ 1000例、有严格质量控制、属于 COPD 流行病学调查的论著，对国内已发表的 COPD 流行病学调查结果进行全面检索和系统分析。结果显示，流行病学调查前患者知道自己患有 COPD 的（其中包括大量的慢性支气管炎和肺气肿）患者只有 32.9%（1095/3328），在流行病学调查前曾经做过肺功能检查的只有 9.13%，已经确诊的 COPD 患者中有咳嗽、咳痰和（或）活动后气短症状的比例为 65.4%，流行病学调查中确诊的 COPD 患者中 1 级、2 级的比率高达 74.52%（表 2）。可见目前我国 COPD 诊断不足问题十分严重，大量的 COPD 患者长期处于未诊断和无干预状态，特别是 1 级、2 级 COPD 患者得不到早期诊断和治疗。

多年来，国内 COPD 的诊断模式一直是采用"症状就诊"方式，即只有当患者出现频繁和严重的咳嗽、咳痰，甚至气短时才会到医院就诊，这时他们的 FEV_1 已经低于 50% 预计值，多属于重度以上 COPD，错过了最好的治疗时机。这种情况下即使其治疗效果很差，花费的经费却很高，投入 - 产出比例很低。而早期 COPD（以 1 级为主）病情轻，但是肺功能（$FEV_1\%$）每年下降率要比 3 级、4 级快得多，但是相对治疗效果较好。如果在这个阶段患者能得到早期诊断并及时给予规范治疗，则可以收到较好的效果。同时，一旦确诊了 COPD 我们就可以教育和帮助患者尽早采取戒烟措施，从根本上扼制疾病的进展。大量事实表明，已确诊为 COPD 的患者实施戒烟的效率显著高于普通人群，这也是我们要提倡 COPD 早期诊断的原因。

表 2　2000 年 1 月—2011 年 12 月国内已发表的 COPD 流行病学调查结果

作者	地区	样本数	年龄（岁）	方法	COPD 患病率（%），分级比率（%）	原来诊断比率（%）	LFT 检查率（%）	有症状比（%）
zhong 等	中国 7 省市	20 245	≥40	多阶段分层随机整群抽样	8.2；1+2级 70.0	35.1	6.5	患者中 64.7
姚婉贞等	北京延庆县	1624	≥40	整群随机抽样	9.1	—	—	人群中 13.2
单淑香利陈宝元	天津市城乡	3008	≥40	整群随机抽样	8.3（城市）；11.4（农村）	35.8（城市）；31.7（农村）	—	—
刘升明等	广州城区和韶关农村	3286	≥40	整群不等比随机抽样	9.4	31.0	—	患者中 67.7
王小平等	广东韶关乐昌市	1498	≥40	整群随机抽样	12.0	26.1	0	患者中 80.7
刘升明等	广州市荔湾区	1818	≥40	整群随机抽样	7.4	37.3	19.4	患者中 50.7
翁俊良等	汕头地区	1100	≥40	整群随机不等比抽样	12.6	—	—	患者中 64.5
苏伟强等	湛江地区城市	2435	≥40	整群随机抽样	6.0	—	—	—
陈萍等	沈阳社区	1957	≥40	整群不等比随机抽样	8.0，1 级 24.9，2 级 48.4，3 级 17.8，4 级 8.9	6.4	2.6	患者中 31.8

续表

作者	地区	样本数	年龄（岁）	方法	COPD 患病率（%），分级比率（%）	原来诊断比率（%）	LFT 检查率（%）	有症状比率（%）
张华等	沈阳锦州农村	2001	≥40	整群随机抽样	8.6	—	—	—
喻昌利等	唐山农村	1948	≥40	整群随机抽样	10.7	—	—	—
王川等	济南城区	2055	≥40	横断面多级抽样	7.6，2级以下91.7	53.8	—	患者中69.2
刘丰慧等	山东枣庄农村	1824	>60	分层整群抽样	15.4	—	—	患者中98.2
曾雪峰等	成都市	3687	≥40	整群随机抽样	9.6	—	—	患者中46.9
李崎等	重庆城区	1518	≥40	整群随机抽样	12.8；1+2级93.8	9.3	—	—
翁航爱等	重庆市南岸区	2024	≥40	多级整群随机抽样	7.9；1+2级68.8	58.8	24.4	患者中76.9
荣艳等	阿克苏农村	2568	>15	整群随机抽样	3.9	—	—	—
凌敏等	新疆农村	3489	>15	整群随机抽样	4.0	—	—	—
付翔等	郴州市社区	1000	≥40	整群随机抽样	9.1，1级42.9，2级41.7，3级15.4	18.5	—	—

　　为什么在我国 COPD 会出现如此严重的诊断不足呢？内科医生、呼吸科医生对 COPD 的特点和发展规律认识不足是一个原因；国内肺功能检查开展得不普遍也是一个原因，许多二级医院缺少进行肺功能检查的设备，给 COPD 的诊断带来很大的困难；还有一个更重要的原因是 COPD 疾病的本质和发展规律有别于其他疾病，早期症状不明显，容易被患者忽视，甚至产生误区。众所周知，一个人从青年开始吸烟直至发生 COPD 常常要经过十几年，甚至更长的时间，这中间有一个量变到质变的过程，在这一段相当长的时间内，患者的气道发生的病理改变逐渐明显，肺功能出现异常，但是患者可能没有症状或症状轻微，即使有某些症状却因为缺乏特异性，并没有引起患者足够的重视。患者对疾病的危害性认识不足，警觉性不高。许多吸烟的 COPD 患者甚至错误地认为，吸烟者经常咳嗽是正常的，或者吸烟可以促进排痰。

19. 流行病学调查难以广泛开展

　　发现和提出问题比较容易，关键是如何解决这些问题。像现在这样，呼吸科医生坐在医院等 COPD 患者前来就诊是无法解决 COPD 早期诊断问题的。

　　流行病学调查可以发现大量的 1 级、2 级的 COPD 患者，但是限于人力、物力和财力，流行病学调查不可能大面积反复进行，尤其是目前像我们这样一个发展中国家，特别是在农村更是不现实的。那么我们是否能够提出一些比较好的办法来解决这个问题呢？这涉及 COPD 早期诊断的目标人群，又有在何处完成、何时进行、如何进行等几个问题，其实这几个问题是密切相连的一个整体。

20. 从 COPD 的高危人群中筛查 COPD

2009 年我们曾经尝试通过从 COPD 高危人群中主动筛查 COPD 的研究，并对单独或联合筛查方法诊断 COPD 的敏感性、特异性和可行性进行评估。我们的具体做法是对 COPD 高危人群志愿者进行研究。COPD 高危人群必须符合以下 4 项标准：年龄＞ 40 岁，有慢性咳嗽和咳痰，活动后气短和长期大量吸烟（吸烟量大于 10 包年），由固定的呼吸科医生询问病史，进行体格检查，拍摄 X 线胸片，测定肺通气功能，进行支气管舒张试验。多组均数之间的比较采用方差分析，组间两两比较采用 t 检验。结果在 241 例 COPD 高危人群中，156 例（64.7%）符合 COPD 诊断标准，其中 126 例为首次诊断病例，占全部筛查者的 52.3%；轻度、中度 COPD 患者共 87 例（36.1%），重度和极重度 COPD 患者 69 例（28.6%）。在单因素筛查中，以活动后气短筛查 COPD 的敏感性为 61.5%，特异性为 61.2%。40 岁以上且具有重度吸烟、慢性咳嗽和咳痰及活动后气短三项之一者筛查诊断 COPD 的敏感性均达到 90% 以上。我们的结论是，对高危人群进行肺功能筛查是快捷和简便的方法，可以提高 COPD 的早期诊断率；以临床表现和危险因素联合筛查可以提高 COPD 诊断的敏感性和特异性，临床上可以根据筛查的不同目的选用适宜的联合筛查方法。

黄捷晖等对无锡市部分社区 COPD 的患病率和相关危险因素进行研究，他们采取的是人群筛查法，筛查问卷的内容包括体重指数、吸烟指数是否＞ 200 支 / 年、年龄、有无咳嗽、有无气促、呼吸疾病家族史及生物燃料暴露史。共发放筛查问卷 2500 份，回收资料完整的为 2491 份，以筛查问卷总分＞ 9 分作为 COPD 高危人群，对高危人群进行肺功能检查。如果基础 FEV_1/FVC ＜ 70% 则进行支气管舒张试验，最后诊断为 COPD 共 201 例，占被调查总人数的 8%。同时研究结果显示，COPD 患病率随着受试者年龄增加而升高。多因素回归分析结果显示，受试者的年龄、吸烟指数、呼吸病家族史和生物燃料暴露史是发生 COPD 的独立危险因素（OR 值分别为 2.228、2.387、1.479、1.777）。结论认为，对高危人群进行筛查是早期发现 COPD 的有效办法。

21. 从 COPD 的合并症中反向寻找 COPD

主动早期发现 COPD 的另外一种途径则是从 COPD 的合并症中反向寻找 COPD。

现在已知 COPD 合并症多达十余种，包括高血压、缺血性心脏病、心律失常、心力衰竭、外周性血管疾病、骨质疏松、抑郁与焦虑、支气管肺癌、支气管扩张、阻塞性睡眠呼吸暂停、胃食管反流、代谢综合征和糖尿病。许多患者常常因为 COPD 以外的症状或疾病去看门诊或住院，如果我们应用这种机会与相关科室配合，动员患者同时进行一些必要的检查，如胸部 X 线、胸部高分辨率 CT（HRCT）、肺功能检查，特别是支气管舒张试验，则可以有效提高 COPD 的发现率，这样做并不会给患者增加更多的麻烦和医疗负担，效果很好。

这几年我们已经做过了一些有益的尝试。为了了解煤工尘肺患者合并 COPD 的患病情况及其高危因素、临床症状特点、用药情况等，余春晓等入组了京西地区 451 例煤工尘肺病例，对受试者进行肺功能检查，同时收集临床症状、用药情况等，应用多因素回归法分析各种危险因素对尘肺患者罹患 COPD 的影响。结果显示，尘肺患者中 COPD 的患病率为 44.6%，随着尘肺的期别、接尘的时间、吸烟指数的增加，尘肺患者 COPD 患病率相应增高，其 OR 值分别为 3.20、1.09 和 1.01，合并 COPD 者 CAT 评分均值为 25.6。结果还显示，煤工尘肺合并 COPD 患者症状重，临床用药不规范。结论认为，在煤工尘肺患者中，COPD 患病率明显高于普通人群，煤工尘肺期别、接尘时间和吸烟指数为其合并 COPD 的高危因素。合并 COPD 的患者临床症状重，用药不规范，亟须改正。

22. 从住院的肺癌患者中发现 COPD

从住院的肺癌患者中发现 COPD 是另外一种有效的办法。

最近我们进行了一次初步研究，具体的做法是对 2015 年 1

月 1 日—12 月 31 日所有在北京大学人民医院胸外科住院行肺功能检查的患者临床资料进行分析，当其基础肺功能 FEV_1/FVC ＜ 70% 时即行支气管舒张试验。查阅 2015 年胸外科出院的所有患者病历资料，包括患者的性别、年龄、吸烟状况、有害职业史、症状、胸部 CT、全套肺功能及支气管舒张试验、术后病理、出院诊断。结果显示，1217 例患者进行了全套肺功能检查，其中 93 例患者行支气管舒张试验，85 例患者（91.4%）符合 COPD 的诊断，按肺功能分级标准，轻度 9 例、中度 55 例、重度 16 例、极重度 5 例。703 例肺癌患者进行了全套肺功能检查，其中 67 例进行支气管舒张试验，62 例（92.5%）符合 COPD 诊断。接受手术治疗的肺癌患者有 639 例，其中 41 例进行支气管舒张试验，38 例（92.7%）符合 COPD 诊断。在接受手术治疗的肺癌患者中合并 COPD 者年龄≥ 65 岁、男性、有吸烟史和非腺癌的比例高于未合并 COPD 者，差异有显著性。男性和≥ 65 岁者更易合并 COPD（OR 值为 2.807 ～ 2.374，95% CI：1.101 ～ 7.157）（P ＜ 0.05）。住院前仅有 3 例（2.5‰）诊断为 COPD 并按照 COPD 规范治疗，出院时仅有 5 例（4‰）诊断为 COPD。结论认为，在胸外科住院患者中行常规肺功能检查及支气管舒张试验简便易行，有助于 COPD 的诊断。但要切实提高 COPD 的诊断率还需要胸外科医生重视 COPD，并与呼吸内科医生携手共同防治COPD。

此外，我们还可以从 COPD 的其他合并症，如有高血压、缺血性心脏病、糖尿病、骨质疏松、抑郁症等合并症的患者中去主动筛查 COPD。

23. 通过常规体检早期发现 COPD

目前全国各地均有规模和级别不同的体检中心，每年有大量的人群接受体检。如果在其体检的项目中增加一个 COPD 的筛查项目，估计也会收到很好的效果。

据王慧霞等报告，他们于 2010 年 3 月—2012 年 3 月在陕西省宝鸡市体检中心对无症状的人群进行 COPD 早期诊断研究，样本数为 2688 例，年龄（43.6±1.3）岁；吸烟者 1632 人，已戒烟者 311 人；进行常规肺功能检查，如果基础 $FEV_1/FVC < 70\%$ 时，进行支气管舒张试验，最后确诊 COPD 共 125 例（4.65%）。

2013—2014 年中国武警总医院健康体检中心对具有 COPD 高危因素同时又具有呼吸道症状（咳嗽、咳痰、气短）的 483 人进行研究，对上述人群利用国际气道初级保健组织和国际呼吸初级保健组织（IPAG 和 IPCRG）编写的 COPD 筛查问卷进行调查，总分 ≥ 17 分者为 COPD 高危患者，如基础 $FEV_1/FVC < 70\%$，进行支气管舒张试验。结果显示：483 例调查对象中问卷总分 ≥ 17 分者共 164 例，其中 36 例（22%）最后诊断为 COPD；总分 < 17 分的共 319 例，其中仅 1 例（0.3%）诊断为 COPD。这些 COPD 患者中，1 级、2 级、3 级、4 级分别占 5.4%、43.2%、29.7% 和 21.6%。诊断 COPD 的敏感性、特异性、假阳性率、假

阴性率分别为 97.3%、71.3%、28.7% 和 2.7%。COPD 组筛查问卷总分为（22.65±3.87）分，非 COPD 组为（14.17±4.56）分。两组问卷总分比较，差异有统计学意义，$P < 0.01$。曲线下面积（AUGROC）为 0.919，如果最佳截断点为 19.5，诊断 COPD 的敏感性、特异性分别为 83.8%、88.8%。

山东省肥城市人民医院呼吸科在 2014—2015 年，选取了年龄 ≥ 40 岁的 347 例受检者作为研究对象，对所有受检者均采用 IPAG 和 IPCRG 制定的问卷进行统一调查，并进行肺功能检查。结果显示：347 例受检者中 COPD 的检出率为 21.6%。问卷总分 ≥ 17 分的共 115 例，其中确诊 COPD 的 73 例（63.5%），问卷总分 < 17 分的共 232 例，其中诊断为 COPD 的仅 2 例（0.9%）。多元因素回归分析显示：男性、高龄、低体质指数（BMI）、吸烟、粉尘接触史和低学历是发生 COPD 的危险因素（$P < 0.05$）。

王文娟等于 2009 年 7 月—2010 年 2 月对中文版 COPD 筛查问卷在吸烟者中的筛查效果进行初步检验与评估：受试者年龄 ≥ 40 岁，样本总数 368 例，进行问卷调查，最后收回有效问卷 349 份。如以总分 ≥ 17 分为标准，诊断 COPD 的敏感性为 87.9%，特异性为 66.8%，正确诊断指数为 0.547；如以总分 > 18.5 分为准，COPD 的诊断敏感性为 85.1%，特异性为 82.7%，正确诊断指数为 0.678。结论建议以总分 > 18.5 分为界。

24. 早期评估肺结构的改变也是早期 COPD 诊断的重要方向

现有的肺功能检查指标，如 $FEV_1\%$、FEV_1/FVC 主要反映肺的通气功能，而大量研究显示，COPD 患者体内发生的小气道、肺实质及肺血管等慢性炎症导致的多种病理改变是无法通过常规肺功能指标检测出来的，因此需要寻找更为全面和敏感的检测手段早期评估肺结构的改变，可能成为 COPD 的早期诊断工具。

随着电子计算机和图像后处理技术的发展，HRCT 在此方面的表现尤为突出。HRCT 可以确切显示肺部细微的解剖结构，定量测定支气管管壁的厚度、管腔直径的变化及量化肺气肿的各项指标。胸部 HRCT 可否作为 COPD 早期诊断的定量指标，值得进一步探讨。

25. 通过易感基因检测早期预测 COPD

万欢英等采用流行病学调查问卷形式，查阅大量文献，采纳涉及 46 个基因的 97 个可能与 COPD 发病有关的 SNP 位点进行进一步筛选，通过 Logistic 逐步回归模型，初步建立 COPD 发病的预测模型。研究总结出了以下公式：

COPD=1/[1+exp（–2.4933–1.2197× 性别 +1.1842× 儿童时期呼吸道感染 +2.4350× 低出生体重 +1.8524× 吸烟史 –1.1978rs2070600+2.0270rs10947233+1.1913rs10947233+0.6468× rs1800629+

0.5272rs224-1712+0.4024rs1205）]

如某个体的预测值为 0.5 以上，那么患病的可能性就大大提高，则为 COPD 高危人群，应当引起警惕，采取早期干预措施。

这项结果是否能够广泛用于 COPD 的早期诊断尚需进一步探讨。

26. 成效与挑战兼具的 COPD 早期诊断

笔者认为，目前我国 COPD 早期诊断水平甚低，我们不能消极地、被动地等待患者找上门来，必须千方百计地设法提高 COPD 的早期诊断水平。早期诊断 COPD 的基本原则是诊断方法简单实用，同时兼顾检查指标的敏感性和特异性，并且要把 COPD 的早期诊断与分级医疗制度结合起来，把这项工作落实到基层。

COPD 是一项重要的世界性公共卫生问题，全世界 COPD 在各种疾病造成的死亡原因中居第 3 位。基于对 COPD 自然病程理解的进步，认识到 COPD 的发生、发展是一个漫长的过程，直到后期疾病发展进入气流不可逆阶段。因此，应在其早期阶段做出诊断，并对其病情进行评估，使得 COPD 的治疗更有成效。

目前尚无早期 COPD 的确切定义，其实"早期"则意味着在 COPD 自然进程中的早期阶段，或者在疾病发生之前或疾病尚未进展到产生充分的、明确的临床后果时，因此，早期 COPD 可能很容易与轻度 COPD 相混淆，实际上这两者并不是一回事儿，是两个概念。轻度 COPD 不应当与所谓疾病早期诊断相混淆，疾病的早期概念涉及对疾病进程的理解。早期 COPD 实际上意味着存在一个时期或期间，在此期间启动了疾病的进程，早期 COPD 也可能发生于生命的早期和中期，也可能发生于生命晚期。

已有确切证据提示，大部分真实的 COPD 患者并没有意识到他们所处的疾病状态，这就会导致诊断的显著延迟，妨碍及早实施干预（包括戒烟、用药、康复）。在 COPD 的中期（2 级），肺功能指标（$FEV_1\%$）每年下降率最快，在这个阶段强化肺功能检查和确诊，努力做好控烟并开始进行药物治疗，可有效改变疾病的进程。

早期确诊 COPD 是一个非常重要的问题，早期确诊 COPD 可以使患者开始关注他们的症状。除了症状以外，COPD 患者人群在其确诊之前就可能会存在许多生活方式的问题，包括吸烟、缺少体力活动等。吸烟是造成 COPD 患者病情不断进展和过早死亡的重要原因，同时戒烟又是可以预防 COPD 患者病情加重的重要举措。换言之，COPD 患者尽早戒烟是一项非常有用的措施，戒烟对于减缓病情进展具有肯定的作用。因此，建立 COPD 早期诊断策略对于降低 COPD 的病死率是非常关键的一步。

不管采用哪种诊断策略和措施，临床医生对于 COPD 必须有强烈的诊断意识，对于高危人群进行有序的肺功能检查，并结合患者的具体情况，解释其肺功能检查的意义是有效早期诊断的基础。已经实施的大量事实也证明，做好 COPD 的早期诊断是一项充满挑战的项目。

27. 国外对于 COPD 早期诊断途径的探索

近年来，许多国家制定了一些 COPD 诊治指南，包括国际上的 GOLD 策略，特别强调肺功能检查对于 COPD 早期诊断的重要性。他们认为，目前 COPD 诊断不足的一个重要原因则在于医生对于肺功能检查应用的不普遍。COPD 患者本人对于本病的症状、体征和危险因素缺乏警惕和认识，这个问题在本病的早期阶段特别重要，因为早期 COPD 可能已经使患者的日常活动能力及生命质量降低。

丹麦的呼吸病专家认为 COPD 的诊断不足是一个全球性问题，在丹麦只有 2/3 的 COPD 患者得到确诊，一旦患者确诊了 COPD 时其肺功能通常已经丧失 50% 甚至更多。

COPD 的早期诊断是一个世界性的问题，究竟在哪些区域、由哪些人来完成，目前尚有争议。丹麦的专家认为全科医生（家庭医生）通常处于保健系统的第一线，他们最先接触 COPD 患者，这就为 COPD 的早期诊断和早期干预提供了实施的可能。其实在全科医师层面，早期诊断 COPD 是一个很复杂的过程，需要医疗机构从那些具有发病危险因素和症状的人群中采用逐级方式发现和确定 COPD 患者。这个问题在我国更应进行深入和充分的研究，特别是如何发挥各类三甲医院呼吸科在这项工作的组织和指导作用。

28. 提高 COPD 早期诊断率的实施方法

以往的研究结果提示，有两种不同的方法可用于提高 COPD 的早期诊断率：病例发现法和从高危人群中筛查 COPD 法。这两种方法各有其优点和不足之处。丹麦的医学专家认为筛查问卷的方式可以作为从高危人群中确诊 COPD 的工具。

COPD 的早期诊断是预防疾病进展的重要手段，如何才能做好 COPD 的早期诊断是一个有争议的问题。

肺功能检查用于确诊 COPD 这是毫无疑义的，已为大家公认，问题在于采用何种筛查程序，即依据症状的病例发现法和在吸烟者中筛查 COPD 的策略。Sansores 等采用标准的简短问卷进行调查，参加者共有 2781 例，其中病例发现法组 1999 例，戒烟筛查法组 782 例，COPD 的患病率分别为 10.1% 和 13.3%（表 3），尽管戒烟筛查法组中症状发生率少于病例发现法组，但戒烟筛查法组 COPD 的患病率高于症状发现组。据此该作者得出结论认为，在基层医疗背景下对全部吸烟者采取筛选策略可能比病例发现法更能做到有效的早期诊断。

COPD 是一种逐渐进展性疾病，很多病例早在疾病确诊之前的多年就已经开始有 COPD 的进程，需要早期证实 COPD 的诊断已经越来越多地被基层医生和患者认可。从日常生活活动受限这一症状出发，发现病例可能是早期诊断 COPD 最有用的方法。许多患者是在发生明确的肺损害之后才被确诊的，这种损害发生、发展的速度是很缓慢的，只有到了更严重的阶段（GOLD

3 ～ 4 级），相关的症状才更典型，才会被确诊。因此，COPD 的早期诊断应当被视为 COPD 防控中的基本内容。Price 等制定的 COPD 问卷调查表已被广泛应用（表 4）。

表 3　应用病例发现法和戒烟筛查法筛查 COPD 病例的效果比较

项目	病例发现法	戒烟筛查法	P 值
例数	1999	782	-
符合 COPD 诊断标准的人数 [例（%）]	200（10.1%）	104（13.3%）	0.01
咳嗽（%）	49.60%	29.30%	＜ 0.001
咳痰（%）	56.20%	32.40%	＜ 0.001
喘息（%）	37.00%	9.0%	＜ 0.001
呼吸困难（%）	56.00%	55.00%	0.66

　　Guirguis-Blake 等采用荟萃分析方法分析了 5 项研究（共 3048 例），所有的筛选问卷均采用 Price 提供的问卷，结果显示，这种问卷方法对于 COPD 的诊断总体上具有中度效应，可接受的受试者特征曲线下面积（AUC）为 0.65 ～ 0.72，其敏感性为 80% ～ 93%，但其特异性仅为 24% ～ 49%（问卷筛选诊断阈值为 ＞ 16.5），阳性预测值为 17% ～ 45%，阴性预测值为 76% ～ 98%。该作者认为，上述研究没有获得直接证据证实应用筛选问卷或官方指定的筛选肺功能检查在无症状成人中筛选 COPD 有益还是有害，间接的证据提示 COPD 筛选诊断问卷对于确诊 COPD 只具有中等程度的性能。

表 4　COPD 问卷调查表

参数	指标	点数
年龄	40～49 岁	0
	50～59 岁	4
	60～69 岁	8
	≥70 岁	10
BMI	＜25.4	4
	25.4～29.7	1
	＞29.7	0
吸烟史	0～14 包年	0
	15～24 包年	2
	24～49 包年	3
	≥50 包年	7
天气变化是否引起咳嗽	是	3
	不是	0
在不感冒的情况下是否咳嗽咳痰	是	3
	不是	0
清晨醒来第一件事是否咳嗽咳痰	是	0
	不是	3
是否经常喘息	从不	0
	偶尔或经常	4
是否有过敏情况	是	0
	否	3

注：各项得分相加如总分≥17 分，提示为 COPD；≤16 分可能为哮喘，不是 COPD。

Sansores 等指出，前期 COPD 早期诊断大部分信息来源于病例发现法，其主要是根据受试者是否存在呼吸道症状而不管是否吸烟，这是有缺陷的，因为研究已经证实有相当一部分 COPD 患者确诊时仍旧没有症状。

Parrdg 认为症状的预测价值并不是很好，因此病例发现法作为一种假定的诊断工具并不能被广泛推行。30% ～ 50% 的 COPD 患者只有到了严重阶段才获得诊断，而这些患者中半数仍旧没有症状。相反，早期阶段的患者却可能有症状，如咳嗽或反复发生呼吸道感染，但是并没有气道阻塞的征象。

总之，许多专家主张采用问卷筛选法进行 COPD 的早期诊断。然而美国预防服务工作组（USPSTF）根据他们的工作结果提出，没有证据显示在无症状人群中筛查 COPD 能够改善患者健康相关的生命质量和病死率。USPSTF 工作组明确认为，在 COPD 患者出现症状之前早期诊断 COPD 并不能改变 COPD 的病程和预后。因此他们得出结论认为，从无症状人群中筛查 COPD 没有实际效益。2017 年、2018 年和 2019 年 GOLD 中提出，在无症状人群中筛查 COPD 没有确切的益处，因而不提倡进行。我们认为得出这种结论还为时尚早，还需要进行更长时间的、更全面的、更细致的研究支持。

29. 肺一氧化碳弥散量用作 COPD 早期诊断参数的可行性探究

Harvey 等认为，肺一氧化碳弥散量（D_LCO）是一种具有潜在反映肺内气体交换功能的参数，吸烟者发生 D_LCO 降低的病理学基础是肺毛细血管床破坏，如果肺总量（TLC）正常，而相应的 D_LCO 降低，提示肺泡结构功能破坏，即发生了肺气肿。已有报告显示，胸部 CT 上显示出的肺气肿与 D_LCO 降低之间具有良好的关系，因而认为 D_LCO 可以用于 COPD 的早期诊断。

30. $FEV_1/FVC < 70\%$ 作为 COPD 的诊断标准，究竟是否合适

近几年有许多学者提出采用固定的 $FEV_1/FVC < 70\%$（吸入支气管舒张剂之后）诊断 COPD 对于年轻患者可能会造成诊断不足，对老年人可能会产生过度诊断，因而建议采用正常值低限（LNN）作为 COPD 的诊断标准，后一种做法实施起来比较烦琐。目前临床医生每天面临大量的患者，对于每一位患者均采用个体化的诊断标准实施起来难度很大，而且对于 COPD 的早期诊断意义有限，在临床上难以推广。所以，目前 GOLD 指南中仍建议使用固定的统一标准（$FEV_1/FVC < 70\%$）。

还有学者建议采用 $FEV_1/FEV_6\%$ 来代替 $FEV_1/FVC < 70\%$。我们对此曾做过一些研究，结果认为，这样做可能有利于 COPD

的诊断，但至今尚无大样本的研究证实其有效性。

参考文献

1. Zhong N，Wang C，Yao W，et al.Prevalence of chronic obstructive pulmonary disease in China：a large，population-based survey.Am J Respir Crit Care Med，2007，176（8）：753-760.

2. 张荣葆，谭星宇，何权瀛.从流行病学调查结果看我国慢性阻塞性肺疾病诊断不足问题.中国健康管理学杂志，2013，7（1）：44-47.

3. Golshan M，Barahimi H，Nasirian K.Prevalence of chronic bronchitis and chronic respiratory symptoms in adults over the age of 35 years in Isfahan，Iran in 1998. Respirology，2001，6（3）：231-235.

4. 张荣葆，何权瀛，谭星宇，等.从高危人群中筛查诊断慢性阻塞性肺疾病的效果评估.中华结核和呼吸杂志，2009，32（1）：17-20.

5. 黄捷晖，陆风英，吴庆盛，等.无锡市部分社区慢性阻塞性肺疾病患病率和相关危险因素的研究.临床肺科杂志，2018，23（3）：459-462.

6. 余春晓，高鸿，李素文，等.京西地区 451 例煤工尘肺合并慢性阻塞性肺疾病情况调查.中国呼吸与危重监护杂志，2015，14（2）：128-131.

7. 张荣葆，谭星宇，陈清，等.胸外科住院肺癌合并慢性阻塞性肺疾病的调查结果分析.中国肺癌杂志，2017，20（3）：163-167.

8. 王惠霞，魏胜全，梁淑玲，等.无症状慢性阻塞性肺疾病的早期诊断与干预.医学综述，2014，20（5）：946-948.

9. 刘妍，邓笑伟.筛查问卷与肺功能检查在慢性阻塞性肺疾病早期诊断中的研

究.临床肺科杂志，2015，20（3）：500-503

10. 李利，王珍.问卷调查联合肺功能测定在慢性阻塞性肺疾病早期诊断中的作用评价.中国慢性病预防与控制，2016，24（5）：362-364.

11. 王娟，许文兵，曾学军，等.中文版慢性阻塞性肺疾病筛查问卷在吸烟者中的初步检验与评价.中华内科杂志，2012，51（4）：311-312.

12. Sansores RH，Ramírez-Venegas A，Hernández-Zenteno R，et al.Prevalence and diagnosis of chronic obstructive pulmonary disease among smokers at risk. A comparative study of case-finding vs. screening strategies.Respir Med，2013，107（4）：580-586.

13. 戴琦，何茜.胸部高分辨率 CT 对早期慢性阻塞性肺疾病定量分析进展.医学信息，2015，28（40）：429-430.

14. 万欢英，过依.慢性阻塞性肺疾病预警模型研究.内科理论与实践，2012，7（6）：401-404.

15. Rennard SI，Drummond MB.Early chronic obstructive pulmonary disease：definition，assessment，and prevention.Lancet，2015，385（9979）：1778-1788.

16. Csikesz NG，Gartman EJ.New developments in the assessment of COPD：early diagnosis is key.Int J Chron Obstruct Pulmon Dis，2014，9：277-286.

17. Dirven JA，Tange HJ，Muris JW，et al.Early detection of COPD in general practice：implementation，workload and socioeconomic status. A mixed methods observational study.Prim Care Respir J，2013，22（3）：338-343.

18. den Otter JJ，van Dijk B，van Schayck CP，et al.How to avoid underdiagnosed asthma/chronic obstructive pulmonary disease?J Asthma，1998，35（4）：381-387.

19. Freeman D，Nordyke RJ，Isonaka S，et al.Questions for COPD diagnostic screening in a primary care setting.Respir Med，2005，99（10）：1311-1318.

20. Price DB，Tinkelman DG，Halbert RJ，et al.Symptom-based questionnaire for identifying COPD in smokers.Respiration，2006，73（3）：285-295.

21. Lyngsø AM，Gottlieb V，Backer V，et al.Early detection of COPD in primary care：the Copenhagen COPD screening project.COPD，2013，10（2）：208-215.

22. DeJong SR，Veltman RH.The effectiveness of a CNS-led community-based COPD screening and intervention program.Clin Nurse Spec，2004，18（2）：72-79.

23. Stratelis G，Jakobsson P，Molstad S，et al.Early detection of COPD in primary care：screening by invitation of smokers aged 40 to 55 years.Br J Gen Pract，2004，54（500）：201-206.

24. Tinkelman DG，Price D，Nordyke RJ，et al.COPD screening efforts in primary care：what is the yield?Prim Care Respir J，2007，16（1）：41-48.

25. Vandevoorde J，Verbanck S，Gijssels L，et al.Early detection of COPD：a case finding study in general practice.Respir Med，2007，101（3）：525-530.

26. Vrijhoef HJ，Diederiks JP，Wesseling GJ，et al.Undiagnosed patients and patients at risk for COPD in primary health care：early detection with the support of non-physicians.J Clin Nurs，2003，12（3）：366-373.

27. Van Schayck CP，Loozen JM，Wagena E，et al.Detecting patients at a high risk of developing chronic obstructive pulmonary disease in general practice：cross sectional case finding study.BMJ，2002，324（7350）：1370.

28. Smith-Sivertsen T，Rortveit G.Should general practitioners screen smokers for

COPD?Scand J Prim Health Care, 2004, 22 (4): 196-201.

29. Price D, Freeman D, Cleland J, et al.Earlier diagnosis and earlier treatment of COPD in primary care.Prim Care Respir J, 2011, 20 (1): 15-22.

30. Guirguis-Blake JM, Senger CA, Webber EM, et al.Screening for Chronic Obstructive Pulmonary Disease: Evidence Report and Systematic Review for the US Preventive Services Task Force.JAMA, 2016, 315 (13): 1378-1393.

31. Sansores RH, Velázquez-Uncal M, Pérez-Bautista O, et al.Prevalence of chronic obstructive pulmonary disease in asymptomatic smokers.Int J Chron Obstruct Pulmon Dis, 2015, 10: 2357-2363.

32. Bednarek M, Maciejewski J, Wozniak M, et al.Prevalence, severity and underdiagnosis of COPD in the primary care setting.Thorax, 2008, 63 (5): 402-407.

33. Maleki-Yazdi MR, Lewczuk CK, Haddon JM, et al.Early detection and impaired quality of life in COPD GOLD stage 0: a pilot study.COPD, 2007, 4 (4): 313-320.

34. US Preventive Services Task Force (USPSTF), Siu AL, Bibbins-Domingo K, et al.Screening for Chronic Obstructive Pulmonary Disease: US Preventive Services Task Force Recommendation Statement.JAMA, 2016, 315 (13): 1372-1377.

35. Harvey BG, Strulovici-Barel Y, Kaner RJ, et al.Risk of COPD with obstruction in active smokers with normal spirometry and reduced diffusion capacity.Eur Respir J, 2015, 46 (6): 1589-1597.

36. Parr DG.Patient phenotyping and early disease detection in chronic obstructive pulmonary disease.Proc Am Thorac Soc, 2011, 8 (4): 338-349.

37. 何权瀛. 对 2017 年版 GOLD 关于慢性阻塞性肺疾病的定义的认识和评议. 中国呼吸与危重监护杂志, 2017, 16 (4) : 309-310.

38. Global Strategy For The Diagnosis, Management, and prevention of Chronic Obstructive Pulmonary Disease (2018 Report) .https: //goldcopd.org/.

39. Global Strategy For The Diagnosis,Management, and prevention of Chronic Obstructive Pulmonary Disease (2019 Report) .https: //goldcopd.org/.

肺功能检查在 COPD 诊断和评估中的应用

肺功能检查在 COPD 诊断、病情评估中具有重要作用，这一点已为大家公认。但是在多年的实践中，我们发现在 COPD 的诊断和评估中肺功能检查的应用还存在一些问题，现分述如下。

31. 究竟何时需要进行支气管舒张试验的指征不明确，可能会使一部分 COPD 患者漏诊

GOLD 和我国《慢性阻塞性肺疾病诊治指南（2013 年修订版）》（以下简称"COPD 诊治指南"）将吸入支气管舒张剂后作为诊断 COPD 持续气流受限的标准，而 COPD 肺功能的严重程度分级则是依据吸入支气管舒张剂后的 FEV_1% 而划分。然而，GOLD 和我国 COPD 诊治指南并未明确支气管舒张试验的适应证，即何时才需进行支气管舒张试验。2016 年我们拟对有咳嗽、咳痰、活动气短的呼吸道症状，疑为 COPD 的患者在完

成基础肺功能检查后行支气管舒张试验，以吸入支气管舒张剂后 $FEV_1/FVC < 70\%$ 作为 COPD 持续气流受限的金标准，对比分析 COPD 与非 COPD 患者支气管舒张前肺功能的指标，探讨 COPD 支气管舒张试验的适应证。

具体的做法是 2015 年 2 月 1 日—12 月 20 日在北京大学人民医院呼吸科门诊就诊，有咳嗽、咳痰、活动气短症状，临床表现疑似为 COPD，并能配合完成肺功能检查的患者。有 393 例患者符合入选标准，男性 192 例，女性 201 例，年龄为 19～91 岁，平均（59.0±13.2）岁。所有入选患者均行基础肺功能检查及支气管舒张试验。逐一分析患者的基础肺功能及支气管舒张试验数据。

COPD 诊断标准是以吸入支气管舒张剂后第 1 秒钟用力呼气容积与用力肺活量之比（FEV_1/FVC）< 70% 确定存在持续的气流受限。COPD 诊断和肺功能严重程度符合 2013 年中国 COPD 诊治指南标准。COPD 排除标准：明确支气管哮喘、支气管扩张症、慢性肺脓肿、肺间质纤维化等慢性呼吸系统疾病的患者。经肺功能检查，137 例患者确诊为 COPD，其余 256 例患者为非 COPD。

分别记录患者的性别、年龄、吸烟状况、有害职业史、既往病史、临床表现、X 线胸片和（或）胸部高分辨 CT（HRCT）结果。先行基础肺功能检查，对于符合支气管舒张试验适应证的患者，进行支气管舒张试验测定。吸入定量气雾剂沙丁胺醇 400μg，在吸入药物 15 分钟后，再复查用药后肺功能。FEV_1 用药后较用药前增加 ≥ 12%，且绝对值增加 ≥ 200ml，为支气管舒张试验阳性。以吸入支气管舒张剂后 FEV_1/FVC < 70% 作为诊断 COPD 持续气流受阻的标准。以 FEV_1% 为 COPD 患者气流受限的肺功能分级标准，分为 4 级：

轻度受限（1 级）：FEV_1% ≥ 80%

中度受限（2 级）：50% ≤ FEV_1% < 80%

重度受限（3 级）：30% ≤ FEV_1% < 50%

极重度受限（4 级）：FEV_1% < 30%

393 例受试者中符合 COPD 的 137 例（34.9%），其中 1 级 30 例（21.8%）、2 级 79 例（57.7%）、3 级 19 例（13.9%）和 4 级 9 例（6.6%）；非 COPD 患者 256 例。COPD 组患者的年龄、男性患者比例、曾经吸烟者比例、吸烟指数均高于非 COPD 组，差异均有统计学意义（P < 0.01）；COPD 组患者的支气管舒张试验前、后 FEV_1% 预计值和 FEV_1/FVC 均低于非 COPD 组，差异有统计学意义（P < 0.01）（表 5）。

（1）COPD 与非 COPD 患者支气管舒张前肺功能指标的比较

进行支气管舒张试验前，COPD 组 FEV_1% < 70% 的患者有 100 例（73%），非 COPD 组有 26 例（10.2%），差异有统计学意义（χ^2=161.77，P < 0.01）；COPD 组 FEV_1/FVC < 70% 的患者有 133 例（97%），非 COPD 组有 22 例（8.6%），差异有统计学意义（χ^2=292.55，P < 0.01）；COPD 组 FEV_1% < 70% 同

表 5　COPD 与非 COPD 患者一般特征的比较

一般特征　　　　组别	COPD 组	非 COPD 组	t 值或 χ^2 值	P 值
例数	137	256	—	—
年龄（岁）	65.2 ± 11.2	55.6 ± 14.7	$t=7.30$	< 0.01
男性[a]	90（65.7）	102（39.8）	$\chi^2=23.87$	< 0.01
曾经吸烟[a]	82（59.9）	81（31.6）	$\chi^2=29.27$	< 0.01
吸烟指数（包年）	17.3 ± 9.51	6.4 ± 3.34	$t=5.45$	< 0.01
支气管舒张试验前　FEV_1（%）	58.2 ± 18.74	90.6 ± 16.28	$t=17.10$	< 0.01
FEV_1/FVC（%）	56.7 ± 9.81	77.9 ± 6.35	$t=22.87$	< 0.01
支气管舒张试验后　FEV_1（%）	64.0 ± 18.86	96.8 ± 42.84	$t=8.51$	< 0.01
FEV_1/FVC（%）	57.9 ± 9.97	79.4 ± 6.11	$t=22.99$	< 0.01

注：FEV_1：第 1 秒用力呼气容积；FVC：用力肺活量；FEV_1%：FEV_1 实测值占预计值的百分比；
[a] 括号外数据为例数，括号内数据为率（%）。

时 $FEV_1/FVC < 70\%$ 的患者有 100 例（73%），非 COPD 组有 6 例（2.3%），差异有统计学意义（$\chi^2=226.14$，$P < 0.01$）；COPD 组 $FEV_1\% \geqslant 70\%$ 同时 $FEV_1/FVC \geqslant 70\%$ 患者有 4 例（2.9%），非 COPD 组有 214 例（83.6%），差异有统计学意义（$\chi^2=235.14$，$P < 0.01$）；COPD 组 $FEV_1 \geqslant 70\%$ 同时 $FEV_1/FVC < 70\%$ 的患者有 33 例（24.1%），非 COPD 组有 16 例（6.3%），差异有统计学意义（$\chi^2=26.02$，$P < 0.01$）；COPD 组 $FEV_1\% < 70\%$ 同时 $FEV_1/FVC \geqslant 70\%$ 为 0 例，非 COPD 组有 20 例（7.8%），差异有统计学意义（$\chi^2=11.28$，$P < 0.01$）。

（2）2种舒张试验适应证诊断 COPD 的效果分析

以支气管舒张试验前 $FEV_1\% < 70\%$ 和 $FEV_1/FVC < 70\%$ 作为舒张试验适应证诊断效果的比较，$FEV_1\% < 70\%$ 的敏感性、特异性、一致率、Kappa 值、阳性预测值、阴性预测值和似然比均低于 $FEV_1/FVC < 70\%$，差异均有统计学意义（$\chi^2=155.06$，$P < 0.01$）。因分析舒张试验适应证诊断效果采用的是同一组数据，故各个指标的统计量和 P 值一致（表6）。

表6 不同舒张试验适应证诊断 COPD 的效果

预测值	敏感性 (%)	特异性 (%)	一致率 (%)	Kappa 值	阳性预测值 (%)	阴性预测值 (%)	似然比
支气管舒张试验前 $FEV_1\% < 70\%$ 预计值	73.0	89.8	84.0	0.64	79.4	86.1	7.16
支气管舒张试验前 $FEV_1\%/FVC < 70\%$	97.1	91.4	93.4	0.86	85.8	98.3	11.3
χ^2 值	155.06	155.06	155.06	155.06	155.06	155.06	155.06
P 值	< 0.01	< 0.01	< 0.01	< 0.01	< 0.01	< 0.01	< 0.01

确定存在不可逆的气流受限是诊断 COPD 的重要依据和基础。GOLD 和我国 COPD 诊治指南将吸入支气管舒张剂后 $FEV_1/FVC < 70\%$ 作为诊断 COPD 持续气流受限的金标准。为了判断患者是否存在不可逆的气流受限，就必须进行支气管舒张试验或气流阻塞可逆性测定。目前，对于哮喘诊断时如何进行支气管舒

张试验及如何判断试验结果已经很明确。但是诊断 COPD 何时需要进行支气管舒张试验，即进行支气管舒张试验适应证的研究报道尚少。目前，国内常用的肺功能检查专著中对此均没有明确的描述。无论是国际上的 GOLD（2001—2015）还是国内的 COPD 诊治指南（2002—2013）中均仅表述为应用支气管舒张剂（或 β_2 受体激动剂）之后 $FEV_1/FVC < 70\%$，则判定患者存在不可逆性气流受限，至于何时需要进行支气管舒张试验均没有明确规定。

国内制定的肺功能检查指南指出，当 $FEV_1\% < 70\%$ 时进行支气管舒张试验，但是不考虑 FEV_1/FVC（气流受限评价指标）的测定结果。这在诊断哮喘时是正确的，然而用到 COPD 的诊断则是一种误解、误用，是将诊断哮喘时进行支气管舒张试验的指征套用至 COPD 的诊断。如果同时考虑 $FEV_1\%$ 和 FEV_1/FVC，则会出现 4 种可能性：

①支气管舒张试验前，$FEV_1\% < 70\%$，同时 $FEV_1/FVC < 70\%$，按现有指南的规定需要进行支气管舒张试验。支气管舒张试验后，$FEV_1/FVC < 70\%$ 则考虑存在不完全可逆性气流受限。本研究结果显示，支气管舒张试验前，$FEV_1\% < 70\%$ 且 $FEV_1/FVC < 70\%$ 共 106 例，支气管舒张试验后，仍有 100 例，占 94.3%（100/106）。

②支气管舒张试验前，$FEV_1\% < 70\%$，而 $FEV_1/FVC \geq 70\%$，按照目前肺功能操作指南也应进行支气管舒张试验。但因

为这些患者支气管舒张试验前 $FEV_1/FVC \geqslant 70\%$，说明其基础状态不存在气流受限，吸入 β_2 受体激动剂后 $FEV_1/FVC < 70\%$ 的机会极少；而 $FEV_1/FVC \geqslant 70\%$，很难排除患者存在限制性通气功能障碍。本研究结果显示，支气管舒张试验前 $FEV_1\% < 70\%$ 预计值而 $FEV_1/FVC \geqslant 70\%$ 有 20 例，支气管舒张试验后无 1 例符合 COPD。说明这种情况下不需要进行支气管舒张试验，因为这些患者基础状态不存在气流受限。

③本研究结果显示，支气管舒张试验前，$FEV_1\% \geqslant 70\%$ 而 $FEV_1/FVC < 70\%$ 的患者有 49 例，按照现有规定不需要进行支气管舒张试验。然而，33 例患者支气管舒张试验后 $FEV_1/FVC < 70\%$，诊断为 COPD，占 67.3%（33/49）。如果不进行支气管舒张试验，此组将有 2/3 的 COPD 患者漏诊。

④支气管舒张试验前，$FEV_1\%$ 与 FEV_1/FVC 均 $\geqslant 70\%$，根据现有规定不需要进行支气管舒张试验。本研究结果显示，支气管舒张试验前 $FEV_1\%$ 与 FEV_1/FVC 均 $\geqslant 70\%$ 的患者有 218 例，支气管舒张试验后，$FEV_1/FVC < 70\%$ 的患者有 4 例，这与 Johannessen 等的研究结果相近。该研究显示，支气管舒张试验前，$FEV_1/FVC \geqslant 70\%$ 而舒张试验后 $FEV_1/FVC < 70\%$ 者占 0.5%。本研究结果中的 4 例患者中 3 例为男性，1 例为女性。年龄为 46～73 岁。3 名男性患者均吸烟，吸烟指数为 30 包年，女性不吸烟，但被动吸烟。支气管舒张试验前，4 例患者的 FEV_1/FVC 为 70.1%～71.4%，支气管舒张试验后的 FEV_1/FVC

为 68.1% ～ 69.5%，支气管舒张试验前后结果非常接近，对这 4 例患者应进一步随访。

本研究结果显示，与支气管舒张试验前 $FEV_1\% < 70\%$ 比较，舒张前 $FEV_1/FVC < 70\%$ 对于预测 COPD 气流受限的敏感性、特异性和一致性均 > 90%。综合真实性、可靠性和收益的结果，以 $FEV_1/FVC < 70\%$ 作为支气管舒张试验适应证为优。

鉴于以上研究结果，建议今后考虑患者可能存在 COPD 时，在选择肺功能检查项目时应当明确，凡是 $FEV_1/FVC < 70\%$ 的患者，无论其 $FEV_1\%$ 预计值是否低于 70%，一律进行支气管舒张试验。其实，选择 $FEV_1\% < 70\%$ 作为支气管舒张试验的适应证主要用于支气管哮喘的诊断，这与 COPD 诊断时进行的支气管舒张试验不同，不应将两者混淆。

32. 肺弥散功能测定对于 COPD 患者病情评估具有重要意义

肺泡弥散是指肺泡内的气体分子（主要包括 O_2 和 CO_2）通过肺泡壁 - 毛细血管膜进行气体交换的过程，通常以弥散量（D_L）作为衡量的指标，指肺泡膜两边分压差为 1.0mmHg 时每分钟内所能通过的气体容积（ml）。肺弥散功能测定就是用来检查肺弥散能力的一种方法。有学者认为肺弥散功能是指某种肺泡气通过肺泡毛细血管膜，从肺泡一侧向毛细血管内血液扩散，并与红细胞中的血红蛋白结合的能力，这种定义是不够全面的。众所周知，在肺泡毛细血管膜中交换的气体主要是 O_2 和 CO_2，在肺的气体交换过程中，无论是 O_2 还是 CO_2 都存在一个经过肺泡毛细血管膜双向弥散的过程，即 O_2 从肺泡内向毛细血管内弥散，同时毛细血管内 CO_2 向肺泡内弥散，所以弥散过程是一个双向活动，而不是单向扩散。

由于直接计算 O_2 的弥散量需要测定肺毛细血管内血氧平均分压，方法比较复杂，而一氧化碳（CO）与血红蛋白的结合力是 O_2 的 210 倍，生理范围内氧分压并非一种干扰因素。除大量吸烟者外，正常人血浆中 CO 含量几乎为 0，因而检测 CO 的摄取量比较方便。同时，CO 在转运过程中极少溶解在血浆中，所以 CO 成为测定肺弥散功能的理想气体。1915 年 Krogh 根据弥散原理最先提出应用 CO 测定肺弥散量（D_LCO）。利用 CO 进行肺弥散功能检查有许多不同的方法，包括一口气呼吸法、CO 摄取法、恒定状态法、重复呼吸法。目前以 Ogilvie 等建立的一口气呼吸法最为常用。

COPD 患者中，特别是肺气肿型的患者中，肺弥散功能常常出现不同程度的降低，而了解其肺弥散功能降低的大小对于评估病情、决定治疗策略、预测预后都具有重要的意义，笔者建议今后在 COPD 的诊断和评估中应当从以下几个方面考虑肺弥散功能测定的应用。

（1）吸烟者 D_LCO 的检测和评价

碳氧血红蛋白（COHb）通过两种途径影响 D_LCO：① COHb

极易与血红蛋白结合，类似贫血时的改变；② CO 在血液中的分压升高会降低 CO 从肺泡中向血液中转移的驱动压。因此，临床上检测 $D_L CO$ 时要求受试者至少停止吸烟 24 小时，同时吸烟者在检查前应向医生报告目前的吸烟状况。对于重度吸烟者或 CO 含量超标地区的人群检查 $D_L CO$ 时建议依据受试者的 COHb 进行校正。COHb 改变在 2% 以内时不需要进行校正。

$D_L CO$-COHb 校正预计值 $= D_L CO$ 预计值 $\times$ （102%–COHb%）

中国是一个吸烟大国，其中中重度吸烟者占有的比例很高，目前尚缺乏吸烟者体内 COHb 的系统测量数据，因而目前临床医生很少注意为吸烟者测定 $D_L CO$ 并针对 COHb 进行校正。然而，据报道国内健康不吸烟者的 COHb 为 1.45%。健康吸烟者血液中 COHb 的含量文献中报道不一致，为 2.4% ～ 4.8%。王梅花等报道 200 名在校男生中 COHb ＞ 10% 的共 62 人，异常率为 31%。其中主动吸烟者 32 人，COHb ＞ 10% 的 15 人，异常率为 46.8%；被动吸烟者 125 人，COHb ＞ 10% 的 44 人，异常率为 35.2%，可见健康人中吸烟者 COHb ＞ 2% 的大有人在，这个问题应当引起我们的高度重视。

（2）COPD 患者肺弥散功能测定中应注意对其血红蛋白水平的校正

凡是影响外周血中血红蛋白（Hb）的因素均可导致 $D_L CO$ 下降，这是由于血液中 Hb 含量下降使得吸入气体在弥散过程中不能充分与其结合，造成红细胞膜内与肺泡中气体分压差下降，这并不是真正的肺泡毛细血管膜气体交换效率的降低，因此，测定时要对 Hb 进行校正。据报道，受试者的 Hb 每上升或下降 1g，弥散量便会上升或下降 7%。

● 假设 15 岁以上成年男性 Hb 上限低于 14.6g/L：

D_LCO-Hb 校正预计值 =D_LCO 预计值 ×（10.22+Hb/1.7Hb）

● 假设成年女性 Hb < 13.4g/L：

D_LCO-Hb 校正预计值 =D_LCO 预计值 ×（9.38+Hb/1.7Hb）

目前在肺弥散功能测定中受试者出现贫血并不是一个非常罕见的问题，然而，呼吸科医生或肺功能室技术人员较少注意对贫血状态进行校正，建议大家今后注意这个问题。

有学者提出，由于 CO 与 Hb 结合的能力是 O_2 的 210 倍，因此肺弥散功能测定时 Hb 轻度到中度降低不会明显影响到 CO 的弥散量。这种说法忽视了一个重要问题，即肺弥散功能测定过程中 CO 与 Hb 的结合和患者体内实际上 Hb 与 O_2 的结合与弥散是两个问题。患者发生不同程度的贫血时，尽管肺弥散功能测定中 CO 与 Hb 的结合及其弥散可能变化不大，但是此时患者体内的 Hb 结合和运送 O_2 的能力确实降低了。此时，如果不对受试者的肺弥散功能正常预计值进行校正，就会掩盖了患者体内存在的肺弥散功能降低的真实情况。

大多数 COPD 患者的肺弥散功能均会出现一定程度的降低，特别是肺气肿型的 COPD 患者。在 COPD 患者肺弥散功能测定和评估过程中千万不要忘记针对 Hb 的校正问题。已知某些 COPD

患者中常常会出现不同程度的贫血，因此，在测定肺弥散功能时如果 COPD 患者发生了不同程度的贫血时则应对其肺弥散功能加以校正，否则，测定结果就不能准确反映出患者肺弥散功能的真实情况。另一方面，还必须注意到许多 COPD 患者由于长期缺氧刺激肾脏产生红细胞生成素，从而使 Hb 的含量增多，导致单位时间内与 Hb 结合的 CO 数量增多，这可能会部分掩盖了肺气肿时所产生的 D_LCO 水平下降，两者综合作用从而造成肺气肿患者 D_LCO 测值正常甚至升高的假象。这种情况下我们同样要注意对 COPD 患者的 D_LCO 测值进行校正，我们曾经检测过 36 例阻塞性肺气肿患者，其中 D_LCO 升高的共有 10 例，D_LCO 为 137%±13%；D_LCO 正常组 19 例，D_LCO 为 97%±15%；D_LCO 降低 7 例，D_LCO 为 71%±6%。上述 3 组患者中 Hb 的含量分别为（148±11）g/L、（135±19）g/L、（127±9）g/L，前两组差异有显著性（$P < 0.05$），后两组相比差异没有显著性（$P > 0.20$），D_LCO 与 Hb 含量呈正相关（r 值为 0.318，$P < 0.05$）。

回归方程式：$D_LCO\%=19.33+6 \times Hb$

校正后 $D_LCO=$ 实测的 D_LCO-（Hb–12）×6%（Hb 正常下限定为 12g）

总之，在检测和评估 COPD 患者的肺弥散功能测定结果时，无论是 Hb 降低或升高超过正常范围时都必须对 D_LCO 进行校正，以除外由于 Hb 降低或升高造成的 D_LCO 变化的假象，从而真正反映出 COPD 患者肺弥散功能变化的真相。

（3）肺弥散功能测定在 COPD 的临床表型确定中的意义

目前大家都十分重视 COPD 的临床表型，并且提出了各种不同临床表型。其实，从指导临床治疗的角度来看，最重要的临床表型莫过于有效地区别支气管炎型或肺气肿型。仔细研究支气管炎型和肺气肿型的 COPD 患者的肺功能检测指标后就会发现，尽管慢性支气管炎型和肺气肿型患者都会出现用力呼气流速下降、气道受限不能完全可逆等特点，但是支气管炎型患者的肺弥散功能常常正常或轻度降低，而肺气肿型的 COPD 患者的肺弥散功能常常会出现不同程度的降低。当然，进一步研究这两种表型的流速容积曲线特点，特别是观察这两种表型的胸部 HRCT，会更加清楚地鉴别这两种不同类型的 COPD。

（4）肺弥散功能测定在哮喘和 COPD 鉴别中的应用

大家都知道支气管哮喘和 COPD 是两种非常常见的疾病，两者的鉴别十分重要，然而在某些情况下其鉴别会有一定困难。肺功能检查中的某些内容对于哮喘和 COPD 的鉴别具有重要参考价值。支气管哮喘患者中绝大多数肺弥散功能正常，除非支气管哮喘合并 COPD（即 ACO）。因为支气管哮喘患者的病变主要是在大气道、小气道，而其肺泡的面积和厚度不会发生显著改变。相反，特别是肺气肿型 COPD 患者，由于其在疾病过程中肺泡大量破坏形成肺大泡，其气体交换面积明显减少，因而，其肺弥散功能必然会显著降低。

33. 在对 COPD 患者进行评估中应增加最大通气和通气储备测定

许多 COPD 患者常常都会主诉：安静状态下尚无症状，然而稍一增加活动量，如快速步行，或上二三层楼，即可出现胸闷、气短的症状，需要停下来休息，即存在活动或运动受限问题，这就提示这些 COPD 患者的呼吸储备功能降低了。目前，测定患者运动能力的方法有以下几种：

（1）6 分钟步行试验：这一试验可以反映患者呼吸储备情况，但是需要一定的条件，同时受影响因素较多，除了肺功能以外，心脏、肌肉骨骼系统的功能都会影响其测定结果，因而有一定的局限性。

（2）运动试验，如踏车试验：测试时需要一定的设备条件，难以普遍开展，不宜推广。

（3）最大通气和通气储备测定：常规的肺功能检查项目中均含有这项内容，不需要额外增加检测设备。同时，此项检查相对比较安全，可以在一定程度上反映患者的通气储备功能，因而建议 COPD 患者的评估中应加入此项内容。

参考文献

1. 张荣葆，魏敬安，陈清，等 . 慢性阻塞性肺疾病的支气管舒张试验适应证探讨 . 中国慢性病预防与控制，2018，26（1）：53-55.

2. Vogelmeier CF, Criner GJ, Martinez FJ, et al. Global Strategy for the Diagnosis, Management, and Prevention of Chronic Obstructive Lung Disease 2017 Report. GOLD Executive Summary.Am J Respir Crit Care Med, 2017, 195 (5): 557-582.

3. 中华医学会呼吸病学分会慢性阻塞性肺疾病学组.慢性阻塞性肺疾病诊治指南（2013年修订版）.中华结核和呼吸杂志, 2013, 36 (4): 255-264.

4. 中华医学会呼吸病学分会肺功能专业组.肺功能检查指南（第四部分）——支气管舒张试验.中华结核和呼吸杂志, 2014, 37 (9): 655-658.

5. 穆魁津, 林友华.肺功能测定原理与临床应用.北京医科大学、中国协和医科大学联合出版社, 1992: 200-203.

6. 朱蕾, 刘又宁, 于润江.临床肺功能.北京：人民卫生出版社, 2004: 254-262.

7. 郑劲平.肺功能学：基础与临床.广州：广东科技出版社, 2007: 116-122.

8. Pauwels RA, Buist AS, Calverley PM, et al. Global strategy for the diagnosis, management, and prevention of chronic obstructive pulmonary disease. NHLBI/WHO Global Initiative for Chronic Obstructive Lung Disease (GOLD) Workshop summary.Am J Respir Crit Care Med, 2001, 163 (5): 1256-1276.

9. Vestbo J, Hurd SS, Agustí AG, et al. Global strategy for the diagnosis, management, and prevention of chronic obstructive pulmonary disease: GOLD executive summary.Am J Respir Crit Care Med, 2013, 187 (4): 347-365.

10. 中华医学会呼吸病学分会慢性阻塞性肺疾病学组.慢性阻塞性肺疾病诊治指南.中华结核和呼吸杂志, 2002, 25 (8): 453-460.

11. 中华医学会呼吸病学分会慢性阻塞性肺疾病学组 . 慢性阻塞性肺疾病诊治指南（2007 年修订版）. 中华结核和呼吸杂志，2007，30（1）：8-17.

12. Johannessen A，Omenaas ER，Bakke PS，et al. Implications of reversibility testing on prevalence and risk factors for chronic obstructive pulmonary disease：a community study.Thorax，2005，60（10）：842-847.

13. Zhong N，Wang C，Yao W，et al. Prevalence of chronic obstructive pulmonary disease in China：a large，population-based survey.Am J Respir Crit Care Med，2007，176（8）：753-760.

14. 何权瀛 . 浅谈弥散功能测定在临床应用中的一些问题 . 中国呼吸与危重监护杂志，2016，15（6）：616-618.

15. 宋欢欢，郑洪飞，张庆 . 已戒烟和从不吸烟 COPD 患者呼出气 CO 浓度分析 . 承德医学院学报，2010，27（3）：263-265.

16. Rabe KF，Hurd S，Anzueto A，et al. Global strategy for the diagnosis, management，and prevention of chronic obstructive pulmonary disease：GOLD executive summary.Am J Respir Crit Care Med，2007，176（6）：532-555.

17. 陆宝玉 . 戒烟的评价方法 . 医学教育，1994，6（5）：12.

18. 王志强，陈昱，王志红 . 吸烟与被动吸烟者有关指标的测定 . 环境与健康杂志，1992，9（4）：169-171.

19. 王梅花，高新凤，曹付群 . 吸烟对中专生血液中碳氧血红蛋白含量的影响 . 中国学校卫生，2001，22（6）：558-559.

20. 何权瀛，马宝义 .36 例慢性阻塞性肺气肿患者一氧化碳弥散量及其与血红蛋白含量的关系 . 中华结核和呼吸杂志，1997，20（4）：254.

COPD 病情的综合评估尚存不足

关于 COPD 病情综合评估问题，2011 年、2013—2017 年、2018 年和 2019 年版的 GOLD 中根据 COPD 患者的病情，未来发作风险将 COPD 的病情分为 A、B、C、D 4 组，旨在更准确地指导临床用药，但是经过这几年的实际应用发现这种评估、分组方法具有一定局限性。

34. COPD 全球倡议中对其病情的评估方法还有待于简化才利于推广

进行病情评估时需要对 COPD 患者进行呼吸困难指数（mMRC）和 CAT 评分，获得肺功能检查指标 $FEV_1\%$，并且回忆以往 1 年中 COPD 急性加重（AECOPD）的次数或因 AECOPD 住院的次数，实施起来比较烦琐。对于住院的 COPD 患者评估起来或许还有可能，然而在门诊工作中，即使专科医生也很难有足够的时间进行如此复杂的操作，所以还需要进一步简化评估分组方法，这个问题在中国，尤其是基层医疗单位更为实际和重要。

35. mMRC 对 COPD 患者的症状评估缺乏全面性

现有的 COPD 全球策略和中国的 COPD 诊治指南都推荐同时应用 mMRC 和 CAT 评分方法来评估 COPD 患者的症状、频度和程度，其实这样做并不是十分科学和简捷的。mMRC 是用来评估 COPD 患者呼吸困难程度的，并不包括咳嗽、咳痰及其他方面的情况（如胸闷、喘息、睡眠、活动和心理状态等），只是一个主观的半定量判断。此外，mMRC 对于肺气肿型的 COPD 患者病情判断或许比较准确，而对于支气管炎型的 COPD 患者很可能不那么敏感和准确。为了更准确地反映 COPD 患者的病情，同时也为了减轻临床医生和患者的负担，不如直接去掉 mMRC 评估办法，而保留 CAT 评分体系。

36. 肺功能检查作为一项预测 COPD 未来发作风险的重要指标，在我国目前还没做到全面实施

COPD 全球策略及中国的慢性阻塞性肺疾病诊治指南中，在预测 COPD 患者未来发作风险时均将 $FEV_1\%$ 作为一项重要指标，这一点在中国很难广泛实施。钟南山教授 2007 年进行的关于 COPD 的流行病学调查结果显示，流行病学调查前诊断的 COPD 患者中只有 6.5% 做过肺功能检查。我们 2003 年做过的一项研究结果显示，9 个省市地区二级、三级医院中，COPD 患者诊断过

程中进行肺功能检查的只有 34.0%。而在农村，情况就更不乐观了。我们曾在 2014 年报道了中国基层单位 COPD 诊断情况，结果令人非常吃惊，10 个省市全部 COPD 患者的诊断都没有肺功能检查结果。目前在全国各地，有些二级医院根本就没有肺功能检查设备，更遑论基层医疗单位，哪怕是最简单的能够测定肺容积和肺通气功能的设备（每台设备报价不到 1 万元）也没有，而且可以预测的是，这种情况短期内不会有更大改观，若如此，我们根本不可能期望在全国范围内广泛地实施依据 $FEV_1\%$ 来判断 COPD 未来急性发作的风险。

37. COPD 全球倡议中对于 COPD 急性加重的定义在临床实践中执行起来存在诸多问题

2011 年、2013 年到 2018 年版的 GOLD 中对于 AECOPD 的定义基本上是一样的，即 COPD 急性加重是指患者以呼吸道症状加重为特征的临床事件，其症状的变化程度超过日常变动范围以致需要改变药物治疗方案。这个定义从表面上看来似乎无懈可击。然而，临床实践中执行起来就会发现它有诸多问题，可操作性不强。

首先 COPD 的症状——咳嗽、咳痰和呼吸困难几乎都属于难以定量描述的临床表现，不像心率、脉搏、血压、体温那样可以定量表示。其次，医生，即使是呼吸科医生和 COPD 患者自己都不知道 COPD 三大症状日常波动范围有多大，因此怎么会判断出 COPD 急性加重时呼吸道症状超出了日常活动范围呢？正常情况下 24 小时内人体体温波动范围应不超过 1℃，体温（腋下）正常上限为 37.3℃，所以，很容易据此判断一个人是否发热。正常人 24 小时内呼气高峰流量（PEFR）昼夜波动范围＜ 10%，慢性持续期哮喘患者 PEFR 的昼夜波动也在 10% 以内，如果 PEFR ＞ 20% 即可以认为出现哮喘急性发作。然而 COPD 患者的病情变化不具有这些特点，所以很难准确地判断某个患者是否发生了 AECOPD。

正因为如此，实践中我们发现无论是专科医生，还是 COPD 患者本人对于以往 1 年中发生 AECOPD 的判断重复性很差。相反，我们觉得 Anthonisen 等原先提出的三条标准反倒好些，至少还有脓性痰这一项比较准确的指标。此前许多涉及 COPD 急性加重的临床研究都制定了可以操作的 COPD 急性加重标准，如 TORCH（towards a revolution in COPD health）研究，将症状加重的、圣·乔治呼吸问卷（St George's Respiratory Questionnaire, SGRQ）（0 ～ 100 分）达到 16 分作为一个客观标准。探索噻托溴铵对肺功能的潜在长期疗效（UPLIFT）研究中的 COPD 急性加重的定义为增加或新出现一种以上呼吸道症状，如咳嗽、咳痰、脓性痰、喘息或呼吸困难，持续 3 天或以上并需要应用抗生素和全身使用 ICS 治疗。郑劲平等进行的 PEACE 研究的标准是至少两个主要症状恶化，如呼吸困难、咳脓性痰或痰量增加，一个主要症状加上一个以上的次要症状，如上呼吸道感染、不明原因的发热、喘息加重,以上症状至少持续 2 天,这些标准看起来更加具体,也很实用。

COPD 急性加重的定义中还包括了病情加重以致需要改变用药治疗方案,这句话既没有说清是谁来改变治疗方案,也没有说明什么叫改变治疗方案,是更换治疗药物的种类,还是改变用药的途径或改变用药的剂量。事实上,改变目前用药方案常常会受到患者和医生双方的影响,尤其是在我国经济欠发达的地区,许多患者尚缺少基本的用药,根本谈不上改变治疗方案,而且 COPD 患者自行改变治疗方案也很常见。在这样的情况下,上述的规定实施起来难度很大。

2019 年 GOLD 对于 COPD 急性加重的定义做了较大修改,具体的定义是 COPD 急性加重时呼吸道症状恶化,需要增加新的治疗措施,这样就更缺乏可操作性。

38. 目前还没有一个有效的途径可以准确回忆过去 1 年中发生 AECOPD 的次数

为了评估病情让 COPD 患者自己回忆过去 1 年中发生 AECOPD 的次数,其随意性比较大,准确性令人怀疑。在实际临床工作中,想要准确地判断 COPD 患者的急性加重,特别是轻度、中度的急性加重是一个难题。

在我国,绝大多数 COPD 患者几乎不做症状日记,所以只能靠自己的回忆来确定既往 1 年内急性发作的次数。然而大家都知道，COPD 患者通常年龄较大，记忆力较差，要让他们回忆过去 1 年中症状加重的频率和程度无疑是十分困难的，即使勉强回答，其结果也是不准确的，常常会发生遗漏。在我国，过去 1 年中因为 AECOPD 住院次数的统计也存在不少问题，因为各医疗单位对患者住院的标准掌握存在很大的差异，如床位紧张的医院对住院的标准掌握比较严格，床位比较宽松的医院通常住院标准比较宽松，这样就导致住院的 COPD 急性加重患者不一定都是重度的 COPD 急性加重。众所周知，COPD 患者是否住院除了与其病情加重有关外，还与其家庭经济条件、医疗保障情况、居家与合同医院距离远近、当时医院有无床位、患者及其家属社会背景与社会资源等因素有关，这是一个十分复杂的问题。因此，以患者住院次数作为未来发作风险也同样具有较大的局限性。

过去 1 年中 COPD 急性加重时虽然是预测未来 COPD 急性加重风险的一项简单和实用的指标，但并不是一项十分完美的指标，更重要的是 COPD 的急性加重只是一种表象，而导致 COPD 急性加重的深层次机制目前还不完全清楚，因而如何准确地预测 COPD 的急性加重还有待今后更深入的研究去发现。

参考文献

1. 中华医学会呼吸病学分会慢性阻塞性肺疾病学组 . 慢性阻塞性肺疾病诊治指南（2013 年修订版）. 中华结核和呼吸杂志，2013，36（4）：255-264.

2. Zhong N，Wang C，Yao W，et al.Prevalence of chronic obstructive pulmonary

disease in China：a large，population-basedsurvey.Am J Respir Crit Care Med，2007，176（8）：753-760.

3. 何权瀛，赵倩，叶阮健，等 . 我国部分省市慢性阻塞性肺疾病诊断中肺功能测定情况初步调查 . 中华结核和呼吸杂志，2003，26（1）：39-40.

4. 何权瀛 . 我国农村基层慢性阻塞性肺疾病诊治现状调查报告 . 中国呼吸与危重监护杂志，2014，13（1）：5-9.

5. Anthonisen NR，Manfreda J，Warren CP，et al.Antibiotic therapy in exacerbations of chronic obstructive pulmonary disease.Ann Intern Med，1987，106（2）：196-204.

6. Calverley PM，Anderson JA，Celli B，et al.Salmeterol and fluti- casone propionate and survival in chronic obstructive pulmonary disease.N Engl J Med，2007，356（8）：775-789.

7. Tashkin DP，Celli B，Senn S，et al.A 4-year trial of tiotropium in chronic obstructive pulmonary disease.N Engl J Med，2008，359（15）：1543-1554.

8. Zheng JP，Kang J，Huang SG，et al.Effect of carbocisteine on acute exacerbation of chronic obstructive pulmonary disease（PEACE Study）：a randomised placebo-controlledstudy.Lancet，2008，371（9629）：2013-2018.

9. Global Strategy For The Diagnosis,Management，and prevention of Chronic Obstructive Pulmonary Disease（2019 Report）.https：//goldcopd.org/.

稳定期 COPD 的药物治疗策略

39. 稳定期 COPD 的药物治疗策略立足于控制现有症状，多半属于对症处理，缺少治本措施

2018 年和 2019 年 GOLD 对 COPD 稳定期的治疗目标维持不变，仍然是减少症状（缓解症状、改善运动耐受、改善身体状况）和降低风险（预防疾病进展、预防和治疗急性加重、降低病死率）。

目前比较一致的意见是将稳定期 COPD 患者的病情评估分为 A、B、C、D 4 种类型（表 7），相应的药物治疗方案也有具体建议（表 8）。

表7　修订后的 ABCD 评估系统

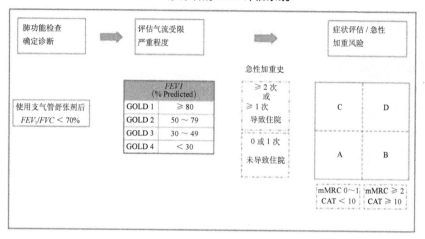

表8　COPD 依据 GOLD 分级的药物治疗策略（突显的方框和箭头表明首选治疗方法）

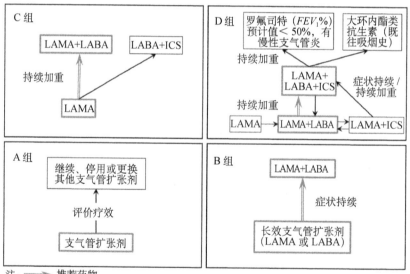

注：⟹　推荐药物。

对于主观症状和气流受限程度出入较大的患者，需要进一步评价。

【A 组患者】

● 基于对呼吸困难的疗效，所有 A 组患者应给予一种支气

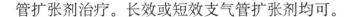

管扩张剂治疗。长效或短效支气管扩张剂均可。

● 如果症状得到改善，应继续应用当前药物。

【B 组患者】

● 初始治疗应选择一种长效支气管扩张剂单药治疗。由于长效吸入型支气管扩张剂优于按需使用的短效支气管扩张剂，因此推荐使用。

● 对于 B 组患者，目前尚无证据支持哪类长效支气管扩张剂能更好地缓解症状。具体选用哪种药物，应取决于不同患者对症状缓解的感知情况。

● 使用一种长效支气管扩张剂单药治疗后，如果患者呼吸困难无缓解，建议联合使用两种支气管扩张剂。

● 对于严重呼吸困难的患者，初始治疗时可考虑联合使用两种支气管扩张剂。

● 如果联合两种支气管扩张剂后患者症状没有得到改善，建议降阶梯为一种长效支气管扩张剂的单药治疗。

● 鉴于 B 组患者常有合并症，并可能会加重症状，影响其预后，因此对这些情况应给予关注。

【C 组患者】

● 初始治疗应选择一种长效支气管扩张剂单药治疗。两项头对头的对比研究显示，就预防 COPD 急性加重而言，LAMA 优于 LABA，因此，该组初始治疗首选 LAMA。

● 如果患者仍有反复急性加重，可联合另一种长效支气管扩张剂（LABA/LAMA）或使用 LABA/ICS。由于 ICS 可增加部分患者肺炎的发生风险，因此我们首选推荐 LABA/LAMA。

【D 组患者】

● 对于 D 组患者，初始治疗推荐选用 LABA/LAMA 联合治疗，原因如下：

· 相关研究表明，LABA/LAMA 联合治疗疗效优于单药治疗。但如果初始治疗选择一种支气管扩张剂单药治疗的话，则优选 LAMA，因为 LAMA 预防急性加重优于 LABA。

· 从预防急性加重和患者预后指标来看，LABA/LAMA 联合治疗效果优于 LABA/ICS 联合治疗。

· D 组患者在接受 ICS 治疗后肺炎的发生风险较高。

● 部分患者，如果考虑合并哮喘，可首选 LABA/ICS 作为初始治疗药物。另外，外周血嗜酸性粒细胞计数增高也可视作支持选用 ICS 治疗的临床指标，但这一结果尚有争议。

● 如果患者在使用 LABA/LAMA 治疗后仍有反复急性加重，建议更换为以下两种方案：

· 升级为 LABA/LAMA/ICS 三联药物治疗。目前，比较 LABA/LAMA 和 LABA/LAMA/ICS 对于预防 COPD 急性加重的研究正在进行中。

· 转为 LABA/ICS 治疗。但目前尚无证据表明由 LABA/LAMA 转为 LABA/ICS 可以更好地预防急性 COPD 加重。但如果 LABA/ICS 治疗方案未能改善临床症状和急性加重，可再加用

LAMA。

● 如果患者使用 LABA/LAMA/ICS 治疗后仍有反复急性加重，可考虑如下几个选择：

· 加用罗氟司特。该药物可考虑用于 $FEV_1\%$ < 50% 预计值，有慢性支气管炎病史，尤其是在前 1 年因急性加重至少需住院治疗 1 次的患者。

· 加用大环内酯类药物。目前最有力的证据来自于使用阿奇霉素的临床试验。但同时也应当考虑到伴随的细菌耐药问题。

· 停用 ICS。有研究显示，如果疗效不明显，并且 ICS 相关不良反应（包括肺炎）增多，此时逐渐减量继而停用 ICS 也没有明显的害处。

首先，必须肯定的是，以上治疗策略比较全面地考虑到稳定期 COPD 患者的病情，包括症状的多少和未来的发作风险，在立足于控制现有症状的基础上力争减少未来发作风险。许多研究也证明这种策略的有效性，但是仔细推敲之后就会发现这种治疗策略中尚存在一些问题。

现有的稳定期 COPD 治疗方案，特别是首选方案中包括短效和长效 β₂ 受体激动剂、短效和长效抗胆碱能药物及 ICS，各药单用或合用。β₂ 受体激动剂和抗胆碱能药物属于对症治疗范畴，而 ICS 可能具有一定的抗炎治本作用（至于其作用和针对性、合理性下面将进一步阐述）。多年来的 GOLD 和国内 COPD 诊治指南中早已明确 "COPD 以特异性炎症为特征，表现为 CD8⁺ 阳性 T 淋巴细胞数量增多，这些细胞与中性粒细胞、巨噬细胞一起释放炎症介质和各种酶，并与气道结构细胞、肺实质及肺血管系统相互作用"。然而，具体落实到 COPD 的治疗措施上，则以应用舒张气道的 β_2 受体激动剂和抗胆碱能药物为主（A 组还是间断应用短效制剂，只有到了 C 组和 D 组时才开始给予 ICS）。既然 COPD 的本质是气道慢性炎症，那么为什么又规定只有到了 C 组和 D 组时才开始应用 ICS 呢？ A 组和 B 组患者为什么不可以也应用 ICS 呢？从长远和根本上来说，现有的治疗方案不可能有效地控制 COPD 患者的气道炎症，更不可能从根本上逆转 COPD 患者的病情进展，因此才会有"现有的 COPD 药物治疗并无确凿证据显示可缓和该病标志性的肺功能长期减退"的结论。

尽管目前我们对于 COPD 的病因、发病机制、病理及生理认识已经比较全面和深入，但是相应的药物治疗仍旧滞后，在某种意义上说，基本上还处于对症治疗和治标的阶段。现已明确，应用各种支气管舒张剂均是控制 COPD 患者症状的主要措施。其作用机制是松弛支气管平滑肌，缓解气流受限。这些措施不可能解决 COPD 发病机制中的氧化－抗氧化失衡、蛋白酶－抗蛋白酶失衡，更无助于抑制气道炎症。药物治疗可以缓解 COPD 的症状，减轻急性加重的频率和严重程度，改善健康状况和运动耐力，但至今为止，临床研究中尚没有一种治疗 COPD 的药物可以延缓肺功能的长期下降趋势。支气管舒张剂可以使 FEV_1 升高或改善其他肺功能参数，其改善呼气相流速的原理是通过改变气道平滑肌的张力，引起气道舒张，但不能改变肺的弹性回缩力。因此，这类药物无论是在静息状态还是在活动状态下，都可以减少过度充气，提高运动耐力。在评价判断药物临床疗效时只拿中间替代结局的指标改善说事儿，有时是靠不住的，同时也不能体现出各种治疗措施对于终末临床结局效果的大小，应该以临床终末结局的指标作为主要评估指标。

40. 稳定期 COPD 患者（C 组和 D 组）吸入糖皮质激素的疗效、安全性还需要今后进行更严谨且长期的验证

目前已有大量证据显示，规律应用 ICS 并不能改变 FEV_1 的长期下降，也不能改变 COPD 的病死率（A 类证据）。因为 ICS 不仅对于 COPD 气道炎症治疗的反应不佳，应用 ICS 后还会导致发生肺炎的风险增加，即使联合治疗也如此。体外研究提示，与 COPD 相关的炎症对 ICS 的治疗反应是有限的，很多研究发现单独规律地应用 ICS 并不能改变 FEV_1 长期下降趋势，也不能改变 COPD 患者的病死率。研究和荟萃分析评估结果显示，单独规律使用 ICS 降低病死率有一定益处，但是并未得到结论性证据。相反，长期应用 ICS 会增加口腔念珠菌病、声音嘶哑、皮肤挫伤和肺炎的发生率。此外，还可能与糖尿病控制不佳、白内障、分枝杆菌感染，包括结核病发病风险增加，因此长期（＞3 年）应用 ICS 的安全性仍需进一步研究。

我们的研究结果显示，长期吸入大剂量的 ICS 会导致结核病复发，引起或加重骨质疏松，甚至糖尿病等，对于这些问题我们决不能掉以轻心，因为 COPD 患者吸入 ICS 是一个漫长过程，甚至是终身用药，对于其不良反应只观察一两年、三五年，是远远不够的。

41. 现有的 COPD 治疗策略中缺少相应的临床表型思维

近年来大家都在研究 COPD 的临床表型，其目的在于希望通过表型研究使 COPD 的治疗具有更明显的个体化特征。因为只有在 COPD 的治疗中真正实现个体化，才能使其疗效达到最大化。然而现有的 COPD 治疗策略中只包括了两个方面：舒张支气管和抑制气道炎症；所用的药物不外乎三大类：β_2 受体激动剂、抗胆碱能药物和 ICS。

我们认为，在众多的 COPD 临床表型中最重要的莫过于气道炎症（支气管炎）和肺气肿表型，尽管这两种类型的 COPD 患者可能具有某些共性的东西，比如气流受限，然而这两种类型的患者无论是从发病机制、病理改变，还是临床症状、肺功能检查、影像学检查都具有显著的不同之处（表 9）。不同表型的 COPD 患者对于相同的治疗反应可能不同，如慢性支气管炎型的 COPD 患者对于 ICS、LABA、LAMA 的治疗反应可能优于肺气肿型 COPD 患者。相反，各种减容手术更适合于肺气肿型 COPD

患者。

表 9　慢性气道炎症和肺气肿表型 COPD 的比较

项目	慢性气道炎症表型	肺气肿表型
主要发病机制	气道炎症、氧化应激	蛋白酶 – 抗蛋白酶失衡
病理改变	气道炎症细胞浸润、气道重塑、黏液腺和杯状细胞化生	肺泡破坏溶解形成肺大泡
症状	咳嗽、咳痰、气短，反复发生，急性发作	气短、活动耐力下降
X 线和胸部 CT	气道管壁增厚、管腔狭窄	肺气肿、肺大泡
肺功能检查	FEV_1/FVC 下降，$FEV_1\%$ 下降	残气量（RV）、TLC 增加，D_LCO 下降，FEV_1/FVC 下降

　　既然如此，我们在相应的治疗措施中就应当有所体现，如对慢性气道炎症表型 COPD 的患者，除了现在提倡应用 β_2 受体激动剂、抗胆碱能药物、ICS 外，还应当适当增加某些化痰药物（包括能够稀释痰液、促进纤毛摆动、抑制黏液腺及杯状细胞分泌功能的药物），必要时也可以加入某些止咳药物，以减少患者的症状和痛苦。对肺气肿表型 COPD 的患者，除了应用 β_2 受体激动剂、抗胆碱能药物、ICS 外，还应增加某些具有抗蛋白酶药物和抗氧化功能药物。

　　总之，对于稳定期 COPD 患者，只有治疗更加个体化，更有针对性才能收到更好的效果。

参考文献

1. 杨林瀛，何权瀛 . 慢性阻塞性肺疾病稳定期患者吸入糖皮质激素治疗会诱发肺结核吗？中华结核和呼吸杂志，2014，37（2）：150-151.

2. 杨林瀛，何权瀛 . 吸入糖皮质激素对慢性阻塞性肺疾病患者骨质疏松的影响 . 中华结核和呼吸杂志，2015，38（10）：777-779.

现有 COPD 治疗药物的疗效有待评价

　　药物治疗 COPD 的主要作用在于预防和控制症状，减少急性加重的频率和严重程度，提高运动耐力和生命质量。目前用于治疗 COPD 的支气管舒张剂包括 $β_2$ 受体激动剂、抗胆碱能药物及甲基黄嘌呤类。这些药物可以舒张支气管平滑肌，扩张支气管，缓解气流受限，是控制 COPD 症状的主要治疗药物。

42. ICS 对于 COPD 治疗作用的局限性十分明显

　　长期规律应用 ICS 只适用于 C 组和 D 组的 COPD 患者。COPD 稳定期患者即使长期应用 ICS 也并不能阻止其 *FEV₁* 的下降趋势，这一点是不难理解的。COPD 发病机制主要包括吸入有害颗粒和气体引起肺内氧化应激、蛋白酶－抗蛋白酶失衡及肺部乃至全身炎症。肺内炎症是以肺泡巨噬细胞、中性粒细胞和 CD8⁺T 淋巴细胞为主，而应用 ICS 主要是对嗜酸性粒细胞性炎症反应有效，这在哮喘治疗中已经得到验证。凡是痰中或支气管肺泡灌洗液（BALF）中以嗜酸性粒细胞为主的哮喘患者应用 ICS 有效，反之，如果以中性粒细胞为主，应用 ICS 效果则不佳，而需要应用白三烯调节剂。因此，即使是长期应用 ICS 也无助于 COPD 患者肺内炎症的控制，更无法解决其肺内氧化应激、蛋白酶－抗蛋白酶失衡等诸多复杂问题。到目前为止我们尚不知道在治疗 COPD 时 ICS 的剂量与效应的关系，特别是长期用药的安全性问题。ICS 对于 COPD 患者肺组织及全身性炎症的作用是有争议的。在 $FEV_1\% < 60\%$ 的 COPD 患者中，规律吸入 ICS 能够改善症状、肺功能，提高生命质量，减少急性加重的频率，但是部分患者突然停用 ICS 后可能导致急性加重。另一项研究表明，重度和极重度 COPD 患者应用 ICS 后可在 3 个月以后逐渐停用激素，这样并不会增加急性加重的风险，但是会发生肺功能显著下降。然而目前已有大量证据显示，规律应用 ICS 并不能改变 FEV_1 的长期下降，也不能改变 COPD 的病死率（A 级推荐）。现已有研究证实，ICS 治疗 COPD 并发肺炎的风险增加，即使联合治疗也会增加肺炎的风险。最近我们的研究显示，COPD 患者长期吸入 ICS 与 LABA，还可以引起肺结核加重乃至骨质疏松。

为此，我们需要开拓思路，重新思考 COPD 的治疗策略，抑制其气道炎症，同时兼顾抗氧化、抑制蛋白酶的增高，寻找更有效的治疗方法，唯有如此才能走出现有的治疗药物不能完全逆转其气流受限的困境。

参考文献

1. 中华医学会呼吸病学分会慢性阻塞性肺疾病学组 . 慢性阻塞性肺疾病诊治指南（2013 年修订版）. 中华结核和呼吸杂志，2013，36（4）：255-264.

2. GOLD Executive Committee.Global strategy for the diagnosis，management，and prevention of chronic obstructive pulmonary disease（Revised 2016）.http：// goldcopd.org.

3. Spencer S，Calverley PM，Burge PS，et al.Impact of preventing exacerbations on deterioration of health status in COPD.Eur Respir J，2004，23（5）：698-702.

4. van der Valk P，Monninkhof E，van der Palen J，et al.Effect of discontinuation of inhaled corticosteroids in patients with chronic obstructive pulmonary disease：the COPE study.Am J Respir Crit Care Med，2002，166（10）：1358-1363.

5. Magnussen H，Disse B，Rodriguez-Roisin R，et al.Withdrawal of inhaled glucocorticoids and exacerbations of COPD.N Engl J Med，2014，371（14）：1285-1294.

6. Drummond MB，Dasenbrook EC，Pitz MW，et al.Inhaled corti- costeroids in patients with stable chronic obstructive pulmonary disease：a systematic review and meta-analysis.JAMA，2008，300（20）：2407-2416.

7. Singh S，Amin AV，Loke YK.Long-term use of inhaled corticoster- oids and the risk of pneumonia in chronic obstructive pulmonary disease：a meta-analysis.Arch Intern Med，2009，169（3）：219-229.

8. Kew KM，Seniukovich A.Inhaled steroids and risk of pneumonia for chronic obstructive pulmonary disease.Cochrane Database Syst Rev，2014（3）：CD010115.

9. Crim C，Calverley PM，Anderson JA，et al.Pneumonia risk in COPD patients receiving inhaled corticosteroids alone or in combination： TORCH study results.Eur Respir J，2009，34（3）：641-647.

10. 杨林瀛，何权瀛.慢性阻塞性肺疾病稳定期患者吸入糖皮质激素治疗会诱发肺结核吗？中华结核和呼吸杂志，2014，37（2）：150-151.

11. 杨林瀛，何权瀛.吸入糖皮质激素对慢性阻塞性肺疾病患者骨质疏松的影响.中华结核和呼吸杂志，2015，38（1.）：777-779.

COPD 合并症

2011 年、2013—2017 年、2018 年和 2019 年版 GOLD 中关于 COPD 的合并症均有明确的阐述，COPD 经常与其他疾病合并，会显著影响其病情评估及预后。

研究结果显示，大部分 COPD 患者并不是死于 COPD 本身，而是死于 COPD 的某些合并症，如心血管疾病和肺癌。一些合并症可以独立于 COPD 而发生，而另一些合并症与 COPD 相关，或者由于具有共同的危险因素，或者是一种疾病会增加另一种疾病的发生风险。COPD 的特征如全身性炎症很可能就与其他疾病相关。这种机制表明了 COPD 与合并症之间的关联性，合并症的风险会随着 COPD 病情的进展而增加。不论 COPD 是否与合并症有关，COPD 的治疗必须包括合并症的诊断与治疗。具有 COPD 相关的合并症很容易被忽视，如心力衰竭、肺癌和抑郁症。

合并症可发生在任何程度的 COPD，其鉴别诊断比较困难。

总体说来，合并症的存在并不应改变 COPD 原有治疗方案，同时也应该积极治疗合并症。但是必须看到，到目前为止，GOLD 中对 COPD 合并症的认识仍有不全面、不清楚的地方，现分述如下。

43. COPD 的合并症应当包括脑血管病，特别是脑卒中

已有诸多研究证实 COPD 患者很容易并发脑卒中，其实这一点并不难理解。

首先 COPD 与脑卒中（包括脑出血和脑血栓）具有诸多共同的高危因素和易感因素，如增龄、吸烟。其次，COPD 患者合并症中最常见的有缺血性心脏病、高血压、糖尿病和代谢综合征，而这些疾病本身就是引发脑卒中的基础疾病。值得强调的一点是，我们已经认识到一旦 COPD 合并脑卒中，其临床表现、治疗原则与单纯 COPD 有很大的不同，治疗效果和预后也大不相同。比如，COPD 患者合并脑卒中，特别是发生脑卒中的合并症后，容易发生误吸和导致吸入性肺炎。

44. COPD 最终会发展为慢性肺心病和右心衰竭

除非因为合并其他疾病，如缺血性心脏病、慢性充血性心力衰竭、糖尿病和代谢综合征、支气管肺癌过早死亡，绝大多数 COPD 患者最终都会发展为慢性肺心病和右心衰竭。一旦进入到

这个阶段，患者的病情远比单纯的 COPD 更为复杂，治疗也更加困难。

尽管现有 GOLD 中偶尔也会提到肺心病，但是从来也没有系统地介绍过 COPD 合并肺心病的发病机制、临床表现、诊断方法、诊断标准、治疗原则和措施，这不能不说是一个缺憾。

国内早在 20 世纪 70 年代到 21 世纪初临床和科研工作中就给予肺心病极大的关注，发表了大量科研论文，成立科研协作组（网），展开地区乃至全国的专题大会，交流诊治肺心病的经验，出版专著。不知为什么近二十年关于肺心病的研究明显减少，专业期刊上也很难见到有这方面的文章发表，是临床上再也没有肺心病患者了，还是肺心病诊治问题都得到了令人满意的解决？实在令人费解。

我们致力于肺心病的早期阶段——COPD 的诊治，但这并不等于可以不管其下游的肺心病诊治问题。

45. COPD 合并支气管扩张临床症状更多、更重，肺功能更差，应当重视这一潜在的危害

2014 年和 2015 年版 GOLD 在 COPD 合并症一章中新增了放射学证实的支气管扩张一节，2016—2019 年版 GOLD 一直强调 COPD 患者肺内确实存在支气管扩张，虽然没有相应临床症状，但是有影像学证据证实的支气管扩张。以前人们对于这个问题缺少认知和重视。这种影像学证据证实的支气管扩张是否会对

人体产生类似原发性（经典）支气管扩张那样的影响，目前尚不清楚。最近我们的一项研究结果显示，合并了影像学证实的支气管扩张的 COPD 患者临床症状更多、更重，肺功能更差，被纳入到 D 组的人数更多，提示我们应当重视这一潜在的危害。

据报道，美国 18～34 岁人群中支气管扩张的患病率为 4.2/10 万，＞75 岁的人群中支气管扩张的患病率为 272/10 万。近年来，随着 CT 检查的普遍应用，人们发现 COPD 患者出现以前人们没有认识到的影像学支气管扩张征象，表现为轻度柱状支气管扩张或严重的曲张性支气管扩张，而囊性支气管扩张并不多见。因此，2014 年 GOLD 将支气管扩张列为 COPD 的合并症，而此建议发表后引起了许多争议，关键是影像学上的支气管扩张与真正的支气管扩张症如何区别？两者的作用是否相等？

COPD 与支气管扩张均为慢性气道疾病，它们对肺结构和功能的损害均有相似之处，但两者的发病原因、发病机制和临床表现不尽相同，影像学表现也有很大不同，HRCT 扫描能更清楚地显示支气管扩张及管壁增厚情况。上海市肺科医院曾对 896 例 COPD 患者进行研究，发现其中 311 例（34.7%）合并支气管扩张。与单纯 COPD 相比，合并支气管扩张的 COPD 患者年龄更大，吸烟者更少，吸烟量更低，BMI 更低，每日咳痰量、脓痰所占百分比增加，合并鼻窦炎的比例更高，更容易发生呼吸机相关性肺炎，痰培养阳性率更高，急性加重发作更加频繁，病情更严重，恢复起来更慢。

COPD 合并支气管扩张痰培养时以流感嗜血杆菌多见，其次为肺炎链球菌、卡他莫拉菌、铜绿假单胞菌（多为定植菌）。与单纯 COPD 相比，合并支气管扩张的 COPD 患者 $FEV_1\%$、FEV_1/FVC 及 D_LCO 值更低。血清炎症介质，如 IL-6、IL-8、红细胞沉降率（ESR）、C 反应蛋白（CRP）和纤维蛋白原水平升高，并与急性加重的频率和程度呈正相关。

在治疗上，COPD 合并支气管扩张时不宜应用 ICS，稳定期 COPD 患者不宜雾化吸入。大环内酯类抗生素既能预防 AECOPD 又可以改善支气管扩张患者的生命质量。

2017—2019 年版 GOLD 在 COPD 合并症中谈到支气管扩张时只是简单地交代了几句，然而在临床实践中却远远不是这样简单，对于这个问题我们准备从两个方面加以叙述。

（1）病史可判断 COPD 和支气管扩张的发生顺序时

根据病史能够明确为原有 COPD 患者由于气道炎症反复发作和气道阻塞，后来经过胸部 HRCT 明确诊断为 COPD 合并支气管扩张，这应在原有的 COPD 规范治疗基础上加强祛痰治疗，特别是应当选用既能稀释又能溶解痰液的药物，最好应用能够促进纤毛摆动又能改善纤毛黏液系统的药物，以及可以减少黏液生成的药物。平时可以短时间应用大环内酯类药物，这样既可增强免疫功能又会减少黏液分泌，还可以减少细菌定植。此外还应强调预防感冒，减少支气管扩张急性发作。鉴于糖皮质激素可能会引起或加重肺内感染，对于已明确呼吸道细菌定植和反复发生下呼吸道感染者不宜长期应用 ICS。

（2）病史不可判断 COPD 和支气管扩张的发生顺序时

如果病史中无法提供资料明确 COPD 与支气管扩张孰先孰后时，可以根据病史、体征，结合胸部 HRCT 先判断肺部是否合并支气管扩张。长期以来，临床上判定支气管扩张的征象包括双轨征、戒指征、树芽征等，新近又提出若干诊断指标：①某段的支气管远端宽度≥近端支气管。②胸壁下 1.0cm 内看见支气管。③与相邻肺段的支气管比较，支气管内径明显增大，管壁显著增厚。在确定存在影像学支气管扩张后应进一步了解患者既往及现在是否有支气管扩张的典型症状（如反复咳脓痰、咯血），是否具有诊断意义的体征（如杵状指、胸部局部固定性不易消散的湿啰音）。如果具备经典的支气管扩张的症状和体征，则可以诊断为支气管扩张症，否则只能诊断为影像学性的支气管扩张。

其实这两种情况下临床意义是相仿的，可能只是程度轻重不等罢了。这种情况下还应当对患者长期行肺功能检查，如果基础 $FEV_1/FVC < 70\%$，则应进行支气管舒张试验，如果吸入支气管舒张剂后，FEV_1/FVC 仍 < 70%，尤其是胸部 CT 显示存在肺气肿、肺大泡、支气管管壁增厚、支气管管腔狭窄时，而支气管扩张的病变比较局限时，尽管此时无法确定局部支气管扩张病变对于肺功能检查的影响有多大，即不能完全除外不完全可逆的气流受限中有支气管扩张的作用时，应该按照 COPD 合并支气管扩张进行治疗，而不必纠缠于两者的鉴别及勉强除外 COPD，这种情

况下适当地放宽 COPD 的适应证利大于弊。

46. COPD 合并阻塞性呼吸暂停综合征时病情更重，进展更快，预后更差

笔者在《慢性阻塞性肺疾病何权瀛 2016 观点》一书中即提到，许多研究证实 COPD 可以合并阻塞性睡眠呼吸暂停低通气综合征（OSAHS），其发生率为 10% ~ 15%，与单纯 COPD 相比，COPD 合并阻塞性呼吸暂停（OSA）被称为重叠综合征（overlap syndrome），其病情更重，病情进展更快，预后更差。治疗策略与 OSA、COPD 也有所不同。2017 年和 2018 年版 GOLD 中已将 OSA 列为 COPD 的重要合并症，这足以证明先前我们的建议是正确的。

47. COPD 合并肺结核问题必须要重视

我国、印度等发展中国家的肺结核发病率较高，而相对发达的国家其发病率较低，因而多年来 GOLD 在 COPD 合并症中均未提及肺结核的问题。其实，鉴于以下的两个原因，我们必须重视 COPD 合并肺结核问题。

（1）发达国家肺结核患病率低，因而 COPD 患者中合并肺结核的机会较少，COPD 在发展中国家患病率都很高，如果以患病总人数来计算，中国、印度及其他发展中国家 COPD 患者人数很可观，同时合并肺结核的人也不少。

（2）COPD 很容易合并糖尿病、代谢综合征，而患糖尿病后则容易并发肺结核。有文献报道，COPD 患者长期应用较高剂量 ICS 后很容易诱发肺结核。

所以，建议即使国际上 GOLD 中没有将肺结核列为 COPD 的合并症，国内制定 COPD 诊治指南时应当将肺结核列为 COPD 的合并症。

48. COPD 与肺癌

肺癌不仅仅是 COPD 的重要合并症，同时也是造成 COPD 患者死亡的重要原因，因此，有必要对于 COPD 与肺癌之间的关系进行进一步的探讨。

（1）有关我国 COPD 的流行病学调查情况

2002 年，由钟南山教授牵头完成的一项 COPD 流行病学调查研究涵盖 3 个省、4 个直辖市，被调查对象 ≥ 40 岁，结果显示，COPD 患病率为 8.2%（男 12.4%，女 5.1%）。据此推算，全国有 COPD 患者 3800 万～4200 万。

2010—2012 年由王辰等完成的中国成人肺部健康研究（涵盖 10 个省市），旨在调查中国成人中 COPD 患病率，结果显示，20 岁以上人群中 COPD 患病率 8.6%，40 岁以上人群中 COPD 患病率为 13.7%，60 岁以上 COPD 患病率 ＞ 27.0%。由此推算，目前中国 COPD 总人数达 9990 万人（其中 60% 的患者无症状）。令人吃惊的是，目前我国 COPD 患者病死率居世界各国之首。

（2）目前我国的肺癌流行病学调查结果

肺癌是全世界最常见的恶性肿瘤，占全球癌症的 12.7% 以上，全球每年约有 135 万人罹患肺癌，约 100 万人死于肺癌。预计到 2020 年肺癌将成为世界第 5 位致死原因。2013 年全国癌症登记中心的数据显示，中国肺癌发病 73.3 万人（53.86/10 万），死亡 59.1 万人（43.41/10 万）。2014 年中国肺癌死亡 62.6 万，病死率 45.8/10 万。肺癌居我国恶性肿瘤发病死亡首位，男＞女，城市＞农村。

（3）COPD 的卫生经济负担

2009 年针对 6 个省市一项调查显示：COPD 年人均直接医疗费用 11 744 元，直接非医疗费用 1570 元，两者合计占患者全家总收入 40%，每人每年因本病误工 17 天，家属请假每人每年 14 天。

2015 年另一项研究涵盖 17 个省市 83 所三甲医院，1634 例 COPD 患者，每年人均医药费支出 20 107.58 元，人均门诊每年 3.2 次，人均住院每年 0.56 次，合计医疗费用 12 552 元。另据报道，COPD 患者伤残调整寿命年（DALY）在中国居第 4 位。

（4）肺癌的卫生经济学负担

2012 年，我国肺癌住院费用平均为 11 193.9 元；2010 年，上海市肺癌患者人均经济负担 156 950.09 元；2010 年，武汉市肺癌人均经济负担 57 638.26 元；2001—2006 年内蒙古自治区住院费用人均 12 682 元；2014—2015 年江西南昌肺癌人均费用

101 536.67 元；2010—2015 年新疆维吾尔自治区肺癌医疗费用 23 761 ～ 26 538 元。

（5）COPD 与肺癌的共同病因主要是吸烟和大气污染

秦茵茵等认为，85% ～ 90% 的肺癌或 COPD 都是由于吸烟引起的，终身吸烟者当中 20% 可以发展为 COPD，终身吸烟者中 10% ～ 15% 将来会发生肺癌，因此有理由认为 COPD 和肺癌为同源性疾病，其共同病因为吸烟和大气污染。

关于吸烟与肺癌的关系大家都比较熟悉，COPD 患者中，80% ～ 90% 的人都有长期吸烟的历史，换句话说，绝大多数 COPD 都是由吸烟引起的。研究显示，吸烟≥ 20 包年，COPD 患病率 *OR* 为 1.95。研究显示，吸烟指数与肺癌发病率关系密切，吸烟指数越高，患肺癌的概率越大。有研究报道，吸烟量＞ 400 支 / 年的 COPD 患者肺癌的发病率显著高于吸烟量＞ 400 支 / 年的 COPD 患者。

下面谈谈大气污染（主要是 PM2.5）与 COPD 的关系。有研究显示，PM2.5 年平均 50 ～ 74μg/m³，COPD 的 *OR* 值为 1.85；PM2.5 年平均≥ 75μg/m³，COPD 的 *OR* 值为 2.0。Liu 等进行的调查结果显示，PM2.5 为 35 ～ 75μg/m³，患有 COPD 风险增加 1.416 倍（*OR* 值为 2.416，95% *CI* 为 1.417 ～ 4.118），当 PM2.5 ＞ 75μg/m³，COPD 患病风险增加 1.52 倍（*OR* 值为 2.520，95% *CI* 为 1.280 ～ 5.001）。

目前认为大气污染与肺癌的发病关系密切：PM2.5 长期平

均浓度每增加 $10\mu g/m^3$ 时，肺癌发病的 RR 值为 1.09（95% CI 为 $1.04 \sim 1.14$）。14 篇相关文献荟萃分析 PM2.5 引起肺癌发病的 RR 值为 $0.81 \sim 1.39$，汽车尾气中 PM2.5 增加肺癌发生风险的 OR 值为 1.11（95% CI 为 $1.00 \sim 1.22$）。加拿大一项研究发现，PM2.5 浓度每年升高 $10\mu g/m^3$ 时，肺癌死亡率升高 6.9%（$P < 0.05$）。

（6）COPD 与肺癌之间的关系

COPD 患者罹患肺癌的概率为普通人群的 $4 \sim 5$ 倍，即使控制吸烟因素后 COPD 患者发生肺癌的概率（OR 值）仍为 2.87，COPD 患者中肺癌的发生率为 25%，$50\% \sim 80\%$ 的肺癌合并 COPD。查阅文献，COPD 与肺癌关系的研究亦有探索（图 8）。

（7）COPD 与肺癌并存的发病机制

COPD 与肺癌共存的共同危险因素有：

①吸烟：证据确切，致病因素包括苯并芘、尼古丁、焦油、亚硝胺等。

②环境污染：主要是 PM2.5。

③免疫反应异常。

④遗传因素：染色体 15q25 上的 *CHRNA3/5* 基因（易感效应）；染色体 4q31 上的 *HHIP* 基因（保护效应）；染色体 4q22 上的 *FAM13A* 基因（保护效应）。

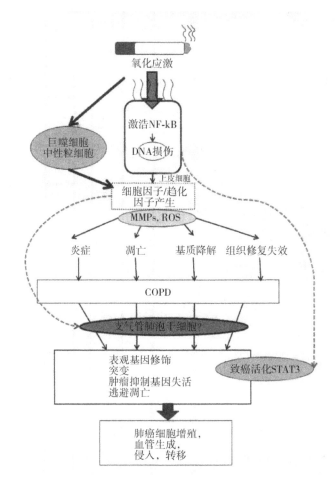

图 8 吸烟引起 COPD 和肺癌的机制（彩图见彩插 3）

[引自：Yasuo Sekine, Hideki KAtsura, Eitetsu Koh, et al.Early detection of COPD is important for lung cancer surveillance.Eur Respir, 2012, 39：1230-1240.]

COPD 容易合并肺癌，慢性感染及慢性炎症可能是发生肺癌的基础（巨噬细胞、中性粒细胞），具体机制有：

①组织缺氧和血管新生。

②氧化应激损伤。

③适应性免疫反应和细胞外基质改变。

④环氧化酶 2 和前列腺素 E2。

⑤半乳糖凝集素 3。

⑥细胞内信号途径。

(8) COPD 与肺癌共存时的临床表现

多名作者对于 COPD 与肺癌共存时的临床表现进行研究，结果发现：COPD 合并肺癌时临床上出现咳嗽、咳痰、发热、乏力等与单纯 COPD 患者没有显著性差异，而两病共存时，咯血、消瘦、胸疼、声音嘶哑、胸腔积液、肺不张等显著多于单纯 COPD 组。因此，提出当 COPD 患者出现以下征象时应高度警惕发生肺癌：咯血、胸疼、骨疼、消瘦、声音嘶哑、浅表淋巴结肿大、阻塞性肺不张、阻塞性肺气肿、阻塞性肺炎、杵状指（趾）。

大量研究资料显示，COPD 合并肺癌时病理类型以鳞癌多见（51.7%），其中男性鳞癌 60.7%，女性腺癌 69.0%。

COPD 肺功能检查时主要特点是：

①呼气流量下降、呼气时间延长。

② FVC 正常或↓、FEV_1↓↓、FEV_1/FVC↓（↓轻度降低，↓↓明显降低）。

③呼气流量容积曲线降支向容量轴凹陷。

④肺气肿型 COPD 患者 D_LCO↓（↓降低）。

肺癌患者最常见的肺功能改变是阻塞性通气功能降低和 FEV_1% 降低。

COPD 合并肺癌时的肺功能参数：$FEV_1\%$、FEV_1/FVC、TLC、RV/TLC 的变化，与单纯 COPD 无显著差异（$P > 0.05$），但是两病并存组 D_LCO 比单纯 COPD 组更低。

COPD 合并肺癌时的相互影响包括以下 4 个方面：

①合并有 COPD 的肺癌患者术后并发症多：肺部感染、呼吸衰竭、心律失常、胸膜腔内出血。

②合并 COPD 的患者气道黏膜功能降低，排痰功能减低，导致气道内分泌物潴留和肺部感染。

③ COPD 合并肺癌使心肺功能降低，术后容易发生呼吸衰竭和心律失常。

④伴有 COPD 的肺癌患者 3 年存活率为单纯肺癌的 50%。

（9）从肺癌患者中主动发现 COPD 患者

已知，COPD 是肺癌的高危因素。每一年大约有 1% 的 COPD 患者会发生肺癌，其中与患者对于吸烟的基因易感性有关。由有毒气体所引起的慢性气道炎症可使 COPD 患者发生肺癌。炎症介质可以促发支气管肺泡干细胞的生长、NF-κB 和信号转导、转录因子 -3 的活化，在 COPD 发生肺癌的过程中起到关键作用。

如前所述，目前国内 COPD 的诊断率较低，大家都在努力探求 COPD 的早期诊断途径，我们认为，从 COPD 的各种合并症中反向筛查 COPD 可能是一种有效的方法。2015 年 1 月 1 日—12 月 30 日，对北京大学人民医院胸外科住院患者进行肺功能检查，结果显示，703 例肺癌患者中全部进行了肺功能检查，其中 67 例进行支气管舒张试验，62 例（92.5%）符合 COPD 诊断。接受手术治疗的肺癌患者 639 例，其中 41 例进行支气管舒张试验，38 例（92.7%）符合 COPD 诊断。

另一方面，更重要的是如何从 COPD 患者中寻找肺癌。当 COPD 患者出现下述症状和（或）体征时应高度警惕已合并有肺癌：不明原因的发热、乏力、消瘦、胸痛、咯血、声音嘶哑、浅表淋巴结肿大、杵状指、胸腔积液、阻塞性肺炎、肺不张、肺气肿，近 20% 患者首诊时即同时发现 COPD 和肺癌，COPD 一旦发现合并肺癌多为晚期（30%～60%）。

（10）COPD 和肺癌共存管理的问题与建议

目前存在的问题：全社会对于 COPD 关注不够，早期诊断率不高，治疗不规范，疗效不满意。肺癌的早期诊断率更低，治疗水平远低于欧美先进国家。这两种疾病的预防均不到位（控烟、治理空气污染）。两病共存的管理中存在的问题主要由大医院分科过细的弊端而来。

笔者根据团队经验，提出对 COPD 和肺癌管理的几点建议：

①强化两病共存的一级预防，病因预防。

②努力提高两病的早期诊断率，尤其是肺癌的早期诊断率。

③规范治疗措施，提高治疗水平和患者的生命质量。

④多学科协作（呼吸内科、胸外科、肿瘤科等）。

⑤努力开展多中心研究。

49. COPD 与心血管疾病

COPD 和心血管疾病之间关系密切，预测 COPD 使心血管疾病患病的风险增加 2.7 倍（95% *CI* 为 2.3 ～ 3.2）。Finkelstein 及其同事报道的 COPD 患者中发生冠心病风险显著升高的 *OR* 值为 2.0（95% *CI* 为 1.5 ～ 2.5）；心绞痛的 *OR* 值为 2.1（95% *CI* 为 1.6 ～ 2.7）；心肌梗死的 *OR* 值为 2.2（95% *CI* 为 1.7 ～ 2.8）；中风的 *OR* 值为 1.5（95% *CI* 为 1.1 ～ 2.1）；充血性心力衰竭的 *OR* 值为 3.9（95% *CI* 为 2.8 ～ 5.5）。Bursi 等报道，患有急性心肌梗死的 COPD 患者 5 年生存率为 46%（95% *CI* 为 41% ～ 52%），而没有 COPD 的心肌梗死患者 5 年生存率为 68%（95% *CI* 为 66% ～ 70%）。另外，出院时合并心血管疾病和肌钙蛋白升高与 COPD 急性加重再入院的风险显著相关。

50. COPD 与糖尿病

Mannino 及其同事研究 2 万多名受试者，发现 GOLD 1 级 COPD 患者中 10.1% 患有糖尿病，GOLD 2 级 COPD 患者中 12.6% 患有糖尿病，GOLD 3 ～ 4 级 COPD 患者中 14.5% 患有糖尿病。与没有患糖尿病的人相比，GOLD 3 ～ 4 级 COPD 患者罹患糖尿病的风险更高（*OR* 值为 1.5，95% *CI* 为 1.1 ～ 1.9），而且这种风险与 BMI、吸烟及其他因素无关。另外，在意大利一所大学医院针对 COPD 患者的研究中发现，18.7% 的患者患有糖尿

病。肥胖患者中患有糖尿病的风险更高。与那些没有患 COPD 的
女性相比，患 COPD 的女性患糖尿病的风险更高，*OR* 值为 1.8，
95% *CI* 为 1.1 ～ 2.8，在 AECOPD 患者中糖尿病的患病率可高达
23%。研究表明，高血糖会影响到氧化应激反应、肺组织结构改
变和气体交换功能。此外，尚有临床研究表明，高血糖会加重肺
部炎症，导致肺功能降低，以限制性通气功能障碍为多见。

51. COPD 与骨质疏松

美国国家健康与营养调查结果显示，在 995 例 COPD 患者中
依据骨密度降低确诊的骨质疏松发生率为 16.9%，而在 14 828 例
非 COPD 患者中这一比例为 8.9%，这表明 COPD 患者罹患骨质
疏松的风险增加 1.9 倍。另有一项横向研究结果显示，COPD 患
者患骨质疏松的风险是非 COPD 患者的 1.5 ～ 2 倍。21% ～ 66%
的 COPD 患者患有骨质疏松，而骨质疏松对发生骨折影响巨大。
骨质疏松发生骨折的最常见类型是椎体压缩性骨折，发生这种类
型的骨折不仅会造成患者后背疼痛，还会导致胸廓畸形，肺活量
降低。

52. 将 COPD 的各种合并症列入其病情综合评估体系有必要，但还需要做更艰巨和细致的研究

2011 年版 GOLD 在 COPD 定义中明确指出 COPD 急性加

重和合并症对患者个体的病情严重程度都会产生影响。然而，2014—2019 年版 GOLD 提出的 COPD 病情评估中仍没有将其合并症列入分组依据中。

当然，我们知道这是一个复杂的问题。尽管我们都知晓 COPD 的各种合并症可能会影响到 COPD 的病情及病情评估，但是具体操作起来，如何将 COPD 患者身上出现的各种合并症纳入到分组评估的框架内还是十分困难的。这其中涉及合并症的种类、每种合并症本身的严重程度、每种合并症对 COPD 患者病情影响程度的权重又有不同等各种情况。此外，合并症的发现与确定还有个具体过程，没有确定或发现某种合并症并不等于没有这种合并症。

然而，许多合并症的确定还需要进行一些特殊检查（如肺癌、缺血性心脏病等），所以，要想全面准确地将合并症纳入到 COPD 患者病情评估体系中，还需要做更艰巨和细致的研究。

53. COPD 合并症的诊断和治疗存在许多局限性

2015—2019 年版 GOLD 中明确指出，不论 COPD 是否与各种合并症相关，COPD 的治疗必须包括合并症的诊断和治疗。这种观点对于 COPD 的全面病情评估、规范治疗和改善预后无疑是十分正确和必要的，但是必须看到这个问题在当前中国的各级医院，尤其是在中国的大医院执行起来是十分困难的。

首先，从 20 世纪末到 21 世纪初，三级医院临床分科越来越细，经过第二次临床医学分化后，内科（即二级学科）先后分化出许多三级学科，包括心血管内科、呼吸内科、消化内科、血液内科、肾内科、风湿免疫科、神经内科等。各学科具有其不同的学术范围，即不同的病种、不同的诊断和不同的治疗规范，不同的专科之间互相独立，缺少沟通和结合。不仅不同病种之间的分界清楚，而且由于分科的原因，呼吸专科医生无权进入其他学科领域内独立进行 COPD 合并疾病的诊断和治疗。而 COPD 合并症涉及心血管内科、内分泌科、肿瘤科、神经科、骨科、精神科、消化内科，而上述学科的大部分医生因专业所限，对于 COPD 的诊治不仅不熟悉、不重视，甚至是置若罔闻。在目前的医疗体制下，呼吸专科医生要想全面诊断和处理 COPD 的各种合并症几乎是不可能的。只有在某些特殊情况下，如老年科执行起来比较方便。基层医院分科不那么细，情况也许会好些。然而，目前我国绝大多数基层医疗单位连 COPD 的诊断都很难普遍进行，更不用说管理 COPD 的合并症了，所以，这个问题对于呼吸科无疑是一个极大的挑战，估计在短期内恐怕难以找到有效的解决办法。

再者，目前大部分患者乃至许多呼吸科专科医生对于 COPD 合并症的发现和治疗认识不足，重视不够，也是限制 COPD 合并症的诊断和治疗水平难以提高的原因。

54. 应当重视 COPD 合并症的治疗问题

多年来 GOLD 在谈到 COPD 合并症治疗时提出：发生合并症并不需要改变 COPD 的原有治疗方案，同时治疗各种合并症时应如同患者没有合并 COPD 一样。其后在介绍每一种合并症时均有类似的说明，其实这种观点并不准确和科学。值得注意的是，治疗 COPD 的某些药物可能会对机体的其他系统产生不良影响，如长期大量 ICS 治疗重度以上的 COPD 可能会引起肺结核复发或加重，或因影响骨钙的动态平衡，直接或间接引起骨质疏松。

总体上来说，GOLD 强调应当重视 COPD 合并症的治疗是正确的，但是如果像 GOLD 所说的"同时治疗各种合并症时应如同患者没有合并 COPD 一样"认识和处理这个问题恐怕不符合科学原则。从系统论的角度来说，COPD 加上一种或几种合并症，其发病机制、临床表现、治疗措施和预后绝对不会与单纯 COPD、单纯合并症相同。我们必须正视和重视 COPD 与其发生的合并症之间客观存在的相互影响。忽视了机体内在的这种相互作用，将 COPD 和同时存在的合并症视为互不相关的两个部分，无论是发病，还是治疗上都是错误的。当然，如何进一步深入认识这种不同疾病之间的复杂关系是很困难的，尤其是在目前临床分科过细，各种亚专科之间缺少交流、协作情况下解决这个问题则需要整合医学的指导。

参考文献

1. 张梦，魏志民，崔华，等. 北京地区 4960 例慢性阻塞性肺疾病住院患者合并脑卒中情况的多中心临床调查. 解放军医学院学报，2013，34（6）：562-565.

2. 缪竟智，张秀珍，李焕娄，等. 肺心病患者绿脓杆菌分型耐药质粒 DNA 分子杂交的临床意义. 中华结核和呼吸杂志，1995，18（6）：357-359.

3. 汤宝鹏，程祖亨，黄奕琴，等. 卡托普利对慢性肺心病患者急性血液动力学及激素变化的研究. 中华结核和呼吸杂志，1995，18（5）：303-305.

4. 高立，张惠芬，程美英，等. 40 例老年及老年前期慢性阻塞性肺疾病患者 20 年追踪. 中华结核和呼吸杂志，1996，19（1）：29-32.

5. 郭胜祥，代华平，王辰，等. 慢性肺心病早期患者运动试验时内皮依赖性舒缩因子的变化. 中华结核和呼吸杂志，1997，20（1）：20-21.

6. 王晓平，柯会星，王厚东，等. 46 例老年肺心病病理与临床对比分析. 中华结核和呼吸杂志，1997，20（4）：228-230.

7. 张海明，孙东明，陶利利，等. 高原肺心病急发期时左心功能与氧输送关系. 中华结核和呼吸杂志，1998，21（6）：364-366.

8. 白冲，韩一平，刘忠令，等. 肺心病患者血浆内皮素－氧化氮降钙素基因相关肽的研究. 中华结核和呼吸杂志，1998，21（7）：407-410.

9. 高元明，翁心植，陈世伦，等. 慢性肺心病患者血小板功能的研究. 中华结核和呼吸杂志，1998，21（7）：404-406.

10. 彭文鸿，邹霞英，毛宝龄，等. 慢性阻塞性肺疾病和肺心病患者血液动力学与循环内皮细胞变化. 中华结核和呼吸杂志，1998，21（11）：678-680.

11. 程显声，李景周，张珍祥，等. 慢性阻塞性肺疾病、肺心病人群防治的研究基线资料分析.中华结核和呼吸杂志,1998,21(12):749-752.

12.方保民,王辰,代华平,等.肺心病急性发作期患者的组织氧合状态及机械通气对其影响.中华结核和呼吸杂志,1999,22(2):82-84.

13.郭丽萍,王保法,肖兰英,等.慢性肺心病急性加重期纤溶状态的研究.中华结核和呼吸杂志,1999,22(11):663-665.

14.程显声,徐希胜,张珍祥,等.1992—1999年慢性阻塞性肺疾病、肺心病社区人群综合干预结果.中华结核和呼吸杂志,2001,24(10):579-583.

15.陈宇洁,赵杰,李德荣,等.白细胞粘附分子在慢性阻塞性肺疾病及肺心病发病中作用的探讨.中华结核和呼吸杂志,2002,25(2):94-97.

16.成人支气管扩张症诊治专家共识编写组.成人支气管扩张症诊治专家共识.中华结核和呼吸杂志,2012,35(7):485-492.

17.张荣葆,袁飞,谭星宇,等.影像学证实的支气管扩张对稳定期慢性阻塞性肺疾病患者临床症状、风险的影响//2014中华医学会呼吸病学年会暨第十五次全国呼吸病学学术会议,2014.

18.赵京梅,阎锡新,李国翔,等.中重度慢性阻塞性肺疾病患者合并支气管扩张的高分辨率CT表现及临床特点.中华结核和呼吸杂志,2017,40(11):874-876.

19.徐金富,林洁璐,瞿介明.中国支气管扩张症诊治现状及面临的挑战.中华结核和呼吸杂志,2017,40(1):8-10.

20.Novosad SA,Barker AF.Chronic obstructive pulmonary disease and bronchiectasis.Curr Opin Pulm Med,2013,19(2):133-139.

21.Gatheral T,Kumar N,Sansom B,et al.COPD-related bronchiectasis;independent impact on disease course and outcomes.COPD,2014,11(6):605-614.

22. Mao B，Lu HW，Li MH，et al. The existence of bronchiectasis predicts worse prognosis in patients with COPD.Sci Rep，2015，5：10961.

23. Martínez-García MA，de la Rosa Carrillo D，Soler-Cataluña JJ，et al. Prognostic value of bronchiectasis in patients with moderate-to-severe chronic obstructive pulmonary disease.Am J Respir Crit Care Med，2013，187（8）：823-831.

24. Albert RK，Connett J，Bailey WC，et al.Azithromycin for prevention of exacerbations of COPD.N Engl J Med，2011，365（8）：689-698.

25. 何权瀛.应当关注慢性阻塞性肺疾病和阻塞性睡眠呼吸暂停的共存问题.中华结核和呼吸杂志，2011，34（1）：9-10.

26. Chaouat A，Weitzenblum E，Krieger J，et al.Association of chronic obstructive pulmonary disease and sleep apnea syndrome.Am J Respir Crit Care Med,1995,151(1)：82-86.

27. Bradley TD，Rutherford R，Lue F，et al.Role of diffuse airway obstruction in the hypercapnia of obstructive sleep apnea.Am Rev Respir Dis，1986，134（5）：920-924.

28. Zhong N，Wang C，Yao W，et al.Prevalence of chronic obstructive pulmonary disease in China：a large，population-basedsurvey.Am J Respir Crit Care Med，2007，176（8）：753-760.

29. Wang C，Xu J，Yang L，et al.Prevalence and risk factors of chronic obstructive pulmonary disease in China（the China Pulmonary Health [CPH] study）：a national cross-sectional study.Lancet，2018，391（10131）：1706-1717.

30. 张小娥，张彩莲.慢性阻塞性肺疾病流行病学及疾病经济负担研究进展.中国慢性病预防与控制，2017，25（6）：472-476.

31. 曹宇，刘徽，张俊，等. 北京市颗粒物污染对慢性阻塞性肺疾病急性加重住院的影响. 北京大学学报（医学版），2017，49（3）：403-408.

32. 夏艺，范丽，管宇，等. 环境空气 PM2.5 与肺部疾病关系的进展. 中华流行病学杂志，2017，38（7）：993-996.

33. 吴筱音，李国星，王旭英，等. 北京市大气污染与呼吸系统疾病死亡的相关性——基于卫星遥感数据的时空分析. 北京大学学报（医学版），2017，49（3）：409-417.

34. Loganathan RS，Stover DE，Shi W，et al.Prevalence of COPD in women compared to men around the time of diagnosis of primary lung cancer.Chest，2006，129（5）：1305-1312.

35. Congleton J，Muers MF.The incidence of airflow obstruction in bronchial carcinoma，its relation to breathlessness，and response to bronchodilator therapy.Respir Med，1995，89（4）：291-296.

36. Kiri VA，Soriano J，Visick G，et al.Recent trends in lung cancer and its association with COPD：an analysis using the UK GP Research Database.Prim Care Respir J，2010，19（1）：57-61.

37. Sekine Y，Katsura H，Koh E，et al.Early detection of COPD is important for lung cancer surveillance.Eur Respir J，2012，39（5）：1230-1240.

38. 赵松林，聂秀红，张霖，等. 慢性阻塞性肺疾病合并原发性支气管肺癌 118 例临床特征分析. 中国肺癌杂志，2017，20（8）：538-542.

39. 杨瑞虹. 慢性阻塞性肺疾病合并肺癌的临床特征. 实用癌症杂志，2014（10）：1288-1290.

40. 刘延梅，马庆，苗青 .COPD 合并非小细胞肺癌 103 例临床分析 . 临床肺科杂志，2013，18（11）：2080-2082.

41. 秦茵茵，周承志，张筱娴，等 . 原发性支气管肺癌合并慢性阻塞性肺疾病患者的临床研究 . 中国呼吸与危重监护杂志，2013，12（1）：65-68.

42. 韩勇，徐晖，王云杰，等 . 慢性阻塞性肺疾病与肺癌危险性关系的探讨 . 中国肿瘤临床，2005，32（8）：421-423.

43. 夏俊，于在诚，聂弘，等 . 合并慢性阻塞性肺疾病对老年肺癌患者术后并发症及预后的影响 . 中国老年学杂志，2015（11）：3066-3067.

44. 赵培伭，孙寒星，戎霞君，等 . 胸外科肺癌 1695 例临床资料分析 . 国际呼吸杂志，2014，34（4）：241-246.

45. 聂晓红，张剑，罗立 . 慢性阻塞性肺疾病合并肺癌临床特点及肺功能分析 . 临床肺科杂志，2016，21（8）：1478-1481.

46. 周洁白，张静，白春学 . 慢性阻塞性肺疾病合并肺癌的发病机制研究进展 . 中华结核和呼吸杂志，2012，35（4）：288-290.

47. 沈荣林，李旭 . 肺癌的不同病理类型与 COPD 的关系探讨 . 重庆医学，2006，35（23）：2151-2152.

48. 孙红斌 . 慢性阻塞性肺疾病合并肺癌的临床病理特征分析 . 实用癌症杂志，2013，28（6）：671-672.

49. 中国医学科学院，中国疾病预防控制中心，中华预防医学会，等 . 中国慢性呼吸疾病流行状况与防治策略 . 北京：人民卫生出版社，2018：18-19.

50. 杨林瀛，何权瀛 . 慢性阻塞性肺疾病稳定期患者吸入糖皮质激素治疗会诱发肺结核吗？中华结核和呼吸杂志，2014，37（2）：150-151.

中国医学临床百家

51. 杨林瀛，何权瀛. 吸入糖皮质激素对慢性阻塞性肺疾病患者骨质疏松的影响. 中华结核和呼吸杂志，2015，38（10）：777-779.

52. Finkelstein J，Cha E，Scharf SM.Chronic obstructive pulmonary disease as an independent risk factor for cardiovascular morbidity.Int J Chron Obstruct Pulmon Dis，2009，4:337-349.

53. Bursi F，Vassallo R，Weston SA，et al.Chronic obstructive pulmonary disease after myocardial infarction in the community.Am Heart J，2010，160（1）：95-101.

54. Mannino DM，Thorn D，Swensen A，et al.Prevalence and outcomes of diabetes, hypertension and cardiovascular disease in COPD.Eur Respir J，2008，32（4）：962-969.

55. Lee CT，Mao IC，Lin CH，et al.Chronic obstructive pulmonary disease: a risk factor for type 2 diabetes: a nationwide population-based study.Eur J Clin Invest，2013，43（11）：1113-1119.

56. Chen SJ，Liao WC，Huang KH，et al.Chronic obstructive pulmonary disease and allied conditions is a strong independent risk factor for osteoporosis and pathologic fractures: a population-based cohort study.QJM，2015，108（8）：633-640.

57. Ogura-Tomomatsu H，Asano K，Tomomatsu K，et al.Predictors of osteoporosis and vertebral fractures in patients presenting with moderate-to-severe chronic obstructive lung disease.COPD，2012，9（4）：332-337.

58. Kiyokawa H，Muro S，Oguma T，et al.Impact of COPD exacerbations on osteoporosis assessed by chest CT scan.COPD，2012，9（3）：235-242.

59. Global Strategy For The Diagnosis,Management，and prevention of Chronic Obstructive Pulmonary Disease（2019 Report）.https：//goldcopd.org/.

COPD 患者合理氧疗问题初步探讨

氧气是人体生命运转之源泉，缺氧会对机体造成多种损害，因此在各种疾病的治疗中，尤其是在危重症患者的抢救中，氧疗具有十分重要的作用。

氧疗作为一种治疗手段，在使用时需要制定明确的治疗方案，包括明确的氧疗目标、适宜的吸氧浓度、持续吸氧时间。大家对缺氧的危害和吸氧的重要性认识得明确而深刻，但是很多医生并没有认识到过度氧疗同样存在不良反应，在临床氧疗中长期存在很大的随意性和很多的混乱现象。临床医生对于过度氧疗可能发生的不良反应和危害常常心中无数、认识不足、重视不够，对于过度氧疗的危害缺少必要的评估和随访，致使氧疗过程中存在无限期延长氧疗时间、治疗中随意或无限增大吸入氧浓度或氧流量的现象。

55. 合理氧疗在 COPD 治疗中占有的地位

COPD 患者由于种种原因很容易发生长期缺氧，其发病机制包括肺泡通气不足、肺通气/灌注比例失调和弥散功能障碍。COPD 患者发生不同程度的缺氧均会对机体造成不同程度的危害，包括使肺血管的阻力增加、肺动脉高压、慢性肺源性心脏病、心力衰竭、红细胞增多致血液黏稠度升高引起心脑血管疾病及营养不良，患者的生存率降低。因此，大家历来都强调和重视其氧疗问题。

56. 2017 年 GOLD 中指出，部分患者长程氧疗对于可以测定的预后没有持续明确的好处

国内外文献已明确介绍了稳定期 COPD 患者长程氧疗的指征、方法、注意事项等，本节不再复述。2017 年版 GOLD 中指出，稳定期、休息时或者运动诱发的中度缺氧 COPD 患者长程氧疗并不能延长寿命，也不能延长距首次住院的时间，对于可以测定的预后没有持续明确的好处。

57. 氧疗是 COPD 急性加重期患者治疗的重要组成部分

与稳定期 COPD 患者相比，AECOPD 患者的氧疗就显得更加迫切和重要，关于 AECOPD 氧疗指征、原则、目标、方法，

国内相关文献中均有明确规定，氧疗是急性加重 COPD 患者治疗的重要组成部分。

调节氧流量以改善患者的低氧血症、保证血氧饱和度达到 88% ～ 92% 为目标，氧疗 30 ～ 60min 后应该复查动脉血气分析以确定氧合满意，而没有 CO_2 潴留和酸中毒。可见，相关文献中对于 AECOPD 氧疗的原则、目标均有相应的明确规定。目前专业的指南推荐 AECOPD 患者只有当其动脉血氧饱和度（SaO_2）＜ 88% 时才给予氧疗，氧疗目标为血氧饱和度达到 88% ～ 92%，对于反复发生高碳酸血症、呼吸衰竭的 COPD 患者，推荐治疗目标以前一次急性加重时动脉血气分析结果为基础。对于先前发生过高碳酸血症、呼吸衰竭的患者，院前治疗可以用 4L/min 面罩给氧，院内治疗可以用 2 ～ 4L/min 面罩给氧，初始治疗目标为 SaO_2 88% ～ 92%，如果 SaO_2 超过 92%，应及时调低吸氧浓度。

58. 国内外 AECOPD 氧疗处方的执行情况

临床上氧气是一种常用的药物，与其他药物一样，也必须仔细斟酌，特别是对那些有可能发生 II 型呼吸衰竭、高碳酸血症的患者更应注意。近年来，许多国际性团体均提倡处方氧疗，旨在减少上述危险。尽管如此，已经公开发表的资料显示，临床上实际情况与指南要求相距甚远。Suanto 等回顾性地研究了 150 例 COPD 患者，其中 125 例患者有脉搏血氧饱和度（SpO_2）记录，40 例患者 SpO_2 ＜ 88%。在救护车运输过程中 123 例患者接受氧受氧疗，其中 111 例为高流量吸氧，只有 12 例患者氧疗符合推荐的吸入气中的氧浓度分数（FiO_2）＜ 28%，在救护车上 71 例 FiO_2 ＞ 28%。在急诊科 112 例患者接受氧疗，其中 62 例为高流量吸氧，71 例发生高碳酸血症。在急诊科 35 例的 FiO_2 ＞ 28%，最后共有 35 例行无创通气。在急诊科 29 例的 FiO_2 ＞ 28%，7 例转入 ICU，10 例死亡。Joosten 等也有类似报道。然而，近年来情况稍有好转。Roberts 等于 2010—2011 年进行了一项大型调查，他们对于 16 018 例住院的 AECOPD 患者（来自 13 个欧洲国家）的氧疗情况调查评估，结果 85% 符合 GOLD 要求，即氧疗后动脉血氧分压（PaO_2）＞ 60mmHg 或 SpO_2 ＞ 90%，然而，尚有 1623 例患者（10.1%）住院过程中接受过高流量吸氧或未吸氧（即使缺氧）。因此，Pilcher 和 Beasley 等指出，目前对于所有的急症患者常规不加选择、不加区别地给予高浓度吸氧是一种顽固的习惯势力。但是，目前国内尚缺乏这方面的系统调查，还是一个空白。

59. 高浓度吸氧的危害

吸入高浓度氧可以对肺脏及其他器官造成危害，比如中枢神经系统和眼睛，短期吸入高浓度氧可以引起中枢神经系统中毒，高氧还可以导致早产儿晶状体纤维化、视网膜病变。

近十多年来，人们逐渐认识到重症 AECOPD 患者过度氧疗的危害，特别是吸入高浓度氧气可以引起高碳酸血症，其发生机制与下述因素共同作用有关：①高浓度吸氧后使得原先由于缺氧引起的血管收缩减弱，从而使通气 / 血流（V/Q）比例失调。② Haldane 效应。③呼吸中枢受抑制导致低通气。非经验性的证据提示，吸氧后 SpO_2 的上限不应高于 95%，因为高水平吸氧可能会增加高碳酸血症和酸中毒的风险，使住院时间更长，无创通气的比例更高，呼吸机依赖的可能性更大，而目标氧疗（SpO_2 达到 88% ～ 92%）发生呼吸性酸中毒的机会更少，预后更好。

吸氧时如果肺接受高浓度的氧气，特别是局部的 V/Q 比例升高，则会增强氧化应激反应。当机体氧化－抗氧化失衡时就会发生氧化应激反应，吸氧后线粒体内产生的活性氧自由基的代谢产物对肺脏可以产生许多不良反应，包括抗蛋白酶活性降低、黏液分泌增多、纤毛运动损伤、表面活性物质的活性降低、上皮细胞通透性增加、白细胞趋化性和黏附性增加等。某些研究提示，短期内高浓度吸氧即可增加氧化应激反应。Barbaro 等观察结果显示，稳定期 COPD 患者吸氧 2L/min，18 小时后，机体氧化应激增强的生物学证据（巯基、羰基蛋白和谷胱甘肽水平升高）。一项研究显示，COPD 患者短期吸入 28% 的氧气后呼出气体中异前列烷和 IL-6 水平升高。AECOPD 患者如果吸入氧浓度过高，则特别容易发生 II 型呼吸衰竭及高碳酸血症。过度氧疗引起的高碳酸血症性呼吸衰竭则会增加机械通气的需求和死亡的风险。Ahmadi 等对 2249 例实施长期家庭氧疗（LTOT）的 COPD 患者进行前瞻性研究，终点指标为全因死亡率，分析呼吸空气态下动脉血二氧化碳分压（$PaCO_2$）与死亡率的关系，同时对相关混杂因素，包括年龄、性别、PaO_2、WHO体能状态评估、BMI、合并症及用药情况进行校正。结果显示，在平均1.1年的研究期间，共1129例死亡（50%），无失访病例。$PaCO_2$是一项预测校正死亡率的独立危险因素（$P < 0.001$），其与死亡率的关系呈"U"字形，死亡率最低点，$PaCO_2$大约为6.5kPa，$PaCO_2$过低（$< 5.0kPa$）或过高（$> 7.0kPa$），死亡率均会升高，因而得出结论认为，对于氧疗依赖的COPD患者，$PaCO_2$是一种可以独立预测死亡的因素。多项研究结果表明，COPD患者病死率的升高与高氧血症相关。PaO_2异常升高与住院病死率之间呈现剂量依赖相关关系，这种损伤的主要机制是，呼吸系统和全身多系统发生氧化损伤。据Camero等报道，AECOPD患者住院过程中发生的不良后果（包括呼吸衰竭、辅助机械通气、死亡）与PaO_2呈"U"形曲线。与常氧水平（PaO_2是60～100mmHg）相比，低氧血症（$PaO_2 < 60mmHg$）发生上述不良后果的RR值为2.2（95% CI：1.1～4.2），高氧血症（$PaO_2 > 100mmHg$）发生上述不良后果的RR值为9.2（95% CI：4.1～20.6）。据Austin等报道，AECOPD患者在救护车转运过程中接受高浓度吸氧的病死率显著高于接受滴定低浓度吸氧（目标SaO_2范围88%～92%时）的患者。有关COPD患者急性加重期住院前随机对照研究结果显示，与滴定氧疗方案（SaO_2的范围88%～92%）相比，高浓度吸氧会使患者的病死率增加2～4倍，因此规定这类患者的目标

氧疗为 SpO_2 达到 88% ～ 92%。

当然也有少数结果相反的报道，Chow 等报道的一项回顾性队列研究，结果显示，目标氧疗组（SpO_2 88% ～ 92%）与过度氧疗组（SpO_2 > 95%）两组患者的病死率没有显著性差异（2.7/5.8）。

临床工作中医护人员对于治疗后血氧饱和度达到 100% 常常感到兴奋和满意，甚至有几分成就感，殊不知当 SaO_2 为 100% 时，PaO_2 的实际测量值可以是 100 ～ 500mmHg。高氧状态特指 PaO_2 超过 120mmHg 时体内血氧过高的一种异常状态，当血氧水平超出了患者自身需求和承受能力时则会产生一系列危害。与低氧相比，过度给氧可能会带来更严重的危害。因此建议今后在 AECOPD 氧疗过程中应该严格实施氧疗处方，包括明确开始实施氧疗的指征、氧疗预期目标、吸入氧气的浓度或流量、持续吸氧的时间、氧疗效果的随访和评估，并注意氧疗不当可能发生的不良反应，使氧疗充分发挥其有益的治疗作用，避免氧疗不当引起的各种明显的或者是潜在的不良反应。

参考文献

1. 钟南山，刘又宁. 呼吸病学. 2 版. 北京：人民卫生出版社，2012：366.

2. 蔡柏蔷，李龙芸. 协和呼吸病学. 2 版. 北京：中国协和医科大学出版社，2011：689-690.

3. 中华医学会呼吸病学分会慢性阻塞性肺疾病学组. 慢性阻塞性肺疾病诊治指

南（2013年修订版）.中华结核和呼吸杂志，2013，36（4）：255-264.

4. O'Driscoll BR, Howard LS, Davison AG, et al.BTS guideline for emergency oxygen use in adult patients.Thorax, 2009, 64 (1): 91.

5. Global Initiative for Chronic Obstructive Lung Disease (GOLD) .Global Strategy for the Diagnosis, Management, and Prevention of Chronic Obstructive Pulmonary Disease. Vancouver, WA：GOLD;2010.Available.http：//www.goldcopd. org/uploads/users/files/GOLD Report_Aorill112011.pdf.Accessed September 13, 2014.

6. Qaseem A, Wilt TJ, Weinberger SE, et al.Diagnosis and management of stable chronic obstructive pulmonary disease：a clinical practice guideline update from the American College of Physicians, American College of Chest Physicians, American Thoracic Society, and European Respiratory Society.Ann Intern Med, 2011, 155 (3): 179-191.

7. Cousins JL, Wark PA, Mc Donald VM.Acute oxygen therapy：a review of prescribing and delivery practices.Int J Chron Obstruct Pulmon Dis, 2016, 11: 1067-1075.

8. Susanto C, Thomas PS.Assessing the use of initial oxygen therapy in chronic obstructive pulmonary disease patients：a retrospective audit of pre-hospital and hospital emergency management.Intern Med J, 2015, 45 (5): 510-516.

9. Joosten SA, Koh MS, Bu X, et al.The effects of oxygen therapy in patients presenting to an emergencydepartment with exacerbation of chronic obstructive pulmonary disease.Med J Aust, 2007, 186 (5): 235-238.

10. Roberts CM, Lopez-Campos JL, Pozo-Rodriguez F, et al.European hospital

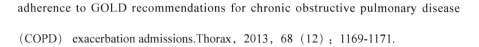

adherence to GOLD recommendations for chronic obstructive pulmonary disease (COPD) exacerbation admissions.Thorax, 2013, 68 (12): 1169-1171.

11. Pilcher J, Beasley R.Acute use of oxygen therapy.Aust Prescr, 2015, 38 (3): 98-100.

12. Hampson NB, Simonson SG, Kramer CC, et al.Central nervous system oxygen toxicity during hyperbaric treatment of patients with carbon monoxide poisoning. Undersea Hyperb Med, 1996, 23 (4): 215-219.

13. Drack AV.Preventing blindness in premature infants.N Engl J Med, 1998, 338 (22): 1620-1621.

14. Mc Donald CF.Oxygen therapy for COPD.J Thorac Dis, 2014, 6 (11): 1632-1639.

15. Roberts CM, Stone RA, Buckingham RJ, et al.Acidosis, non-invasive ventilation and mortality in hospitalised COPD exacerbations.Thorax, 2011, 66 (1): 43-48.

16. Abdo WF, Heunks LM.Oxygen-induced hypercapnia in COPD: myths and facts.Crit Care, 2012, 16 (5): 323.

17. Mac Nee W.Oxidative stress and lung inflammation in airways disease.Eur J Pharmacol, 2001, 429 (1-3): 195-207.

18. Repine JE, Bast A, Lankhorst I.Oxidative stress in chronic obstructive pulmonary disease. Oxidative Stress Study Group.Am J Respir Crit Care Med, 1997, 156 (2 Pt 1): 341-357.

19. FoschinoBarbaro MP, Serviddio G, Resta O, et al. Oxygen therapy at low

flow causes oxidative stress in chronic obstructive pulmonary disease: Prevention by N-acetyl cysteine.Free Radic Res, 2005, 39 (10): 1111-1118.

20. Carpagnano GE, FoschinoBarbaro MP, Resta O, et al.Exhaled markers in the monitoring of airways inflammation and its response to steroid's treatment in mild persistent asthma.Eur J Pharmacol, 2005, 519 (1-2): 175-181.

21. O'Driscoll BR.Safe use of emergency oxygen in chronic respiratory disease. Chron Respir Dis, 2011, 8 (3): 159-161.

22. Ahmadi Z, Bornefalk-Hermansson A, Franklin KA, et al.Hypo- and hypercapnia predict mortality in oxygen-dependent chronic obstructive pulmonary disease: a population-based prospective study.Respir Res, 2014, 15: 30.

23. Cameron L, Pilcher J, Weatherall M, et al.The risk of serious adverse outcomes associated with hypoxaemia and hyperoxaemia in acute exacerbations of COPD.Postgrad Med J, 2012, 88 (1046): 684-689.

24. Austin MA, Wills KE, Blizzard L, et al.Effect of high flow oxygen on mortality in chronic obstructive pulmonary disease patients in prehospital setting: randomised controlled trial.BMJ, 2010, 341: c5462.

25. Pilcher J, Weatherall M, Perrin K, et al.Oxygen therapy in acute exacerbations of chronic obstructive pulmonary disease.Expert Rev Respir Med, 2015, 9 (3): 287-293.

26. Chow JW, Khullar K, Katechia K, et al.Controlled oxygen therapy at emergency department presentation increases the likelihood of achieving target oxygen saturations in patients with exacerbations of chronic obstructive pulmonary disease. Emerg Med Australas, 2016, 28 (1): 44-47.

COPD 患者的教育和长期管理任重而道远

60. COPD 患者教育管理的必要性和迫切性不容置疑

COPD 是一种慢性呼吸道疾病，其气流受限不完全可逆，常常呈进行性发展，目前尚无特效的治疗药物。绝大多数 COPD 患者甚至需要终身用药。国内外 COPD 的指南中均强调 COPD 患者的教育管理是 COPD 防治工作中不可缺少的重要组成部分，通过系统的教育和管理可以提高 COPD 患者对本病的认识水平，更好地配合医生的治疗，提高 COPD 患者的依从性，以期达到减少急性发作、尽可能维持病情稳定、提高生命质量和减少医疗经费开支的目的。

然而，COPD 的系统教育工作又是一项十分艰巨而繁重的任务。国内调查结果显示，只有35%的 COPD 患者病情控制稳定，大约半数患者能遵从医嘱用药，但是一旦病情缓解，42%的患者便会自行停止用药。73% 的患者反映非常需要健康教育，然而，目前国内在 COPD 患者的教育管理中存在着诸多问题。从 2004 年起，我们曾多次从多个角度阐述和强调对于 COPD 患者进行长期教育和管理的重要性。

（1）COPD 患者治疗模式一直处于间断的因症就诊的模式

实践表明，绝大多数 COPD 患者通常只在病情加重时（急性加重期）才去医院就诊和治疗，病情一旦缓解就会自行停药，等再次发生急性加重时再去就诊。如此反反复复，病情逐渐复杂恶化，治疗越来越困难，疗效越来越差，而医疗经费则越来越多，形成恶性循环。

（2）COPD 治疗方案还不规范，患者用药常识亟待加强

由于 COPD 患者缺乏相应的用药常识，目前国内 COPD 的治疗方案还不规范，国内调查结果显示，80% 以上的患者不知道 COPD 常用药物有无不良反应；42.2% 的患者经常服用抗生素；在所用的药物排序中祛痰药物竟然排在首位，抗胆碱能药物被排在第四位，这说明 COPD 治疗方案还不规范，患者用药常识亟待普及和加强。

（3）COPD 患者的教育工作迫在眉睫

目前 COPD 的治疗中面临的许多问题亟须解决，关键是要有一种科学的、切实可行的管理模式，通过这种长期系统的教育管理模式，对患者进行教育和管理，以期减少急性加重、稳定病情、提高戒烟率、提高患者的生命质量。但是，到目前为止绝大

多数的 COPD 指南中均未提出或制定 COPD 患者教育的具体和可操作的方法，这些问题亟待解决。

61. 我们一直在探讨一种适合于我国国情的 COPD 患者教育管理模式

从 2001 年起，我们对 COPD 患者的教育管理进行了一系列尝试和探索，并于 2012 年形成了 COPD 患者的诊断－治疗－教育－随访一条龙管理模式。具体的做法是：

（1）建立一个包括专业医师和护士的教育管理团队。

（2）建立包括 COPD 门诊和宣教中心的日常工作机构。从 2003 年起，北京大学人民医院呼吸内科设立 COPD 专病门诊，每周两个单元，由主治医师以上级别的呼吸科专科医师负责。具体工作除了常规的医疗工作外，还负责对患者进行指导和建档及随访工作。每年对建档的患者进行一次全面的复查和评估。到目前为止建档人数为 625 人。

（3）制定明确的教育管理内容。教育内容包括：让患者了解 COPD 的概况，使患者相信通过长期规范的治疗能够有效地控制症状，并不同程度地减缓其病情发展速度；了解 COPD 主要临床表现和诊断方法，知道如何评价相关各项检查结果；知道 COPD 的主要治疗原则；了解常用药物的作用、用法和不良反应；掌握吸入用药的技术；了解 COPD 急性加重的原因、临床表现和预防措施；熟悉 COPD 急性加重时紧急自我处理的办法，知道什么情况下应该去医院就诊；帮助吸烟者尽快戒烟和防止复吸，介绍戒烟方法，提供相关药物；掌握切实可行的康复锻炼方法，如腹式呼吸、缩唇呼吸，对于符合指征并且具备条件者，指导其开展家庭氧疗等。

（4）建立 COPD 患者宣教中心，宣教中心由专职人员负责，专职人员负责患者的宣传教育工作，督促戒烟，示教吸入药物的方法，演示腹式呼吸和缩唇呼吸等，并负责组织患者参加每季度的教育管理活动和随访。从 2001 年起，长期坚持定期（每个季度一次）为患者举办各种内容和形式的知识讲座和讨论会，每次活动后整理编写《慢性阻塞性肺疾病宣教通讯》供患者学习参考，到目前为止已编写了 42 期宣教通讯。每年对建档的患者进行一次全面的复查和评估。

62. 应进行长期教育管理效果的评估

从 2001 年起我们对 COPD 患者长期教育管理工作已有 16 年之久，在这个过程中我们曾对患者的教育管理效果进行过 3 次比较系统的评估，现分述如下。

（1）系统的教育管理 + 规范治疗 + 必要的康复锻炼

2004 年我们对 48 例 COPD 患者接受教育和管理的效果进行评估，入选的 48 例患者首先填写登记表，考核他们对于 COPD 的认知水平和生命质量。其后，每 2 个月随访复查一次，由患者汇报病情变化情况、治疗和康复锻炼情况，根据病情变化调整

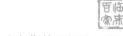

用药方案，研究结束时对患者再进行一次考核和评估。结果显示，经过系统的教育、规范治疗和康复锻炼，48 例患者的咳嗽、咳痰、气短评分显著降低（P 值均 < 0.001）；门诊就诊次数由入选前（6 ± 5）次 / 年，减少为（3 ± 3）次 / 年（$P < 0.001$）；$FEV_1\%$ 由入选时的 $62\% \pm 27\%$ 增加到 $69\% \pm 31\%$（$P < 0.001$）；生命质量评分由入选时的（113 ± 12）分增加到（118 ± 12）分（$P < 0.05$），相关疾病的知识由入选时的（11 ± 4）分，提高到（15 ± 5）分。2 年中，14 名吸烟者，6 名成功戒烟 1 年以上。通过对 COPD 患者进行系统的教育管理和规范治疗加上必要的康复锻炼，可以有效地减轻症状，改善部分肺功能，减少了门诊就诊次数，提高了患者的生命质量。

（2）门诊定期随访 + 参加教育活动

2012 年，我们再次报告了不同教育管理模式对 COPD 患者的干预作用。具体做法是根据患者门诊定期随访和参加教育活动的情况将 COPD 患者分为系统教育组（能定期接受随访并接受系统教育）、单纯随访组（能定期接受随访但未参加系统教育）和对照组（未能接受定期随访也未参加系统教育）。对 2002 年 5 月—2010 年 5 月在北京大学人民医院呼吸内科 COPD 门诊建立档案并配合随访的 157 例 COPD 患者进行面对面的调查，内容包括患者的一般情况、调查前一年内急性加重的情况、COPD 评估测试问卷、改良式的英国医学研究委员会呼吸困难量表评分、肺功能检查，完成患者的临床分型。结果显示，系统教育组和单纯随访组前一年内急性加重次数分别为（0.9 ± 1.1）次／年和（1.0 ± 0.8）次／年，明显少于对照组（1.4 ± 1.1）次／年，差异均有统计学意义（$P < 0.05$），系统教育组和单纯随访组的 CAT 评分为（10.0 ± 5.0）分、（11.1 ± 6.0）分，均低于对照组的（15.3 ± 6.8）分，差异均有统计学意义（$P < 0.01$）。系统教育组和单纯随访组 CAT 评分 $\leqslant 20$ 分的比率（96.2% 和 88.2%）均高于对照组（64.8%），差异均有统计学意义（$P < 0.01$），系统教育组和单纯随访组的 mMRC 评分（1.5 ± 0.8）分、（1.6 ± 0.9）分均低于对照组的（2.1 ± 1.0）分，差异均有统计学意义（$P < 0.05$），临床评估分型显示三组间 A 型、B 型比例差异没有统计学意义（$P > 0.05$），系统教育组中的 C 型（15.4%）高于对照组（1.9%），差异有统计学意义（$P < 0.05$），而系统教育组和单纯随访组中的 D 型（38.5% 和 35.3%）均低于对照组（66.7%），差异均有统计学意义（$P < 0.01$）。我们的结论是：长期系统教育和随访管理模式可以有效地减少 COPD 患者的急性加重，改善其生命质量。

本研究是一项对长达 10 年的 COPD 患者系统管理工作的总结。系统教育组 CAT 评分较对照组低 5.3 分（2 分以上差异即提示生命质量的差异有统计学意义），系统教育组中 92.6% 的患者 CAT 评分 $\leqslant 20$ 分，提示绝大多数接受过系统教育管理的患者 COPD 的影响是轻度和中度的。此外，系统教育组和单纯随访组患者 mMRC 明显低于对照组，提示长期系统教育管理可以降低 COPD 患者的未来发作风险和死亡风险。系统教育组和单纯随访组急性加重的次数少于对照组，而急性加重次数≤1次/年的患者比例高于对照组。这主要是由于系统管理组和单纯随访组的患者能够坚持定期到门诊接受随访，在医师指导下根据病情变化及时调整治疗方案，通过学习提高了自我应对急性加重的能力。

（3）长期系统教育管理

2014年，我们进一步评估了长期系统教育管理在提高COPD控制水平的效果。根据管理模式的不同，将COPD患者分为系统教育组、单纯随访组和对照组3组，于2013年3—8月对246例稳定期COPD患者进行面对面调查，主要内容包括：患者的一般资料、治疗、戒烟情况、调查前一年内急性加重情况、CAT评分和mMRC评分。结果显示，系统教育组戒烟成功率为97.6%，单纯随访组81.0%，对照组73.8%，系统教育组戒烟成功率显著高于单纯随访组和对照组（$P < 0.01$）。系统教育组和单纯随访组应用吸入支气管舒张剂治疗的比例分别为97.6%和93.7%，高于对照组的65.5%（$P < 0.01$），应用祛痰药物者分别为14.5%和19.0%，低于对照组的36.9%（$P < 0.01$）。系统教育组和单纯随访组过去一年内急性加重的次数为（0.9±0.9）次/年，低于对照组（1.2±1.0）次/年（$P < 0.05$）。系统教育组和单纯随访组CAT评分分别为（10.2±5.7）分和（11.1±5.8）分，mMRC为（1.5±1.0）分和（1.5±0.9）分，均显著低于对照组的（15.0±6.6）分和（1.9±1.1）分（$P < 0.01$）。结论认为，长期系统教育管理模式可以有效地提高戒烟成功率和吸入支气管舒张药物的使用

率，减少 COPD 急性加重，改善患者的生命质量。

63. 应进一步落实 COPD 的分级医疗和转诊

全国大型流行病学调查结果显示，COPD 农村的患病率高于城市。许多农村 COPD 患者常常因为对疾病认识水平和医疗条件等其他因素的制约，得不到及早的诊断，或者即使得到了诊断但难以保证得到规范有效的治疗。因此，农村 COPD 患者的诊治问题应当得到极大的重视。我们很早就发表文章强调"社区医疗应当成为防治慢性呼吸疾病的主战场""防治慢性病的主战场在基层医疗单位""必须重视农村慢性呼吸病防控工作""综合医院与社区卫生服务机构联合防控 COPD"。之后又详细调查和评估了基层医生对 COPD 相关知识的认知情况，特别是 2014 年，我们专门撰写文章介绍"中国农村基层 COPD 诊治现状"，强调搞好农村 COPD 防治的必要性和迫切性，这是一项艰巨的任务，目前还没有得到圆满的解决。

多年来，政府一直倡导城市三甲医院与区县及社区（乡镇卫生所）实行双向转诊，但是时至今日仍收效不大。部分基层医院仍然门可罗雀，而某些大医院却人满为患，两极分化，这已经到了亟待解决的地步。

我们在 2014 年就制定了"常见呼吸病双向转诊指征和相应机制"，2015 年正式发表了"二、三级医院间常见呼吸病的双向转诊建议"，其中包括了 COPD 的双向转诊标准。

　　绝大多数稳定期的 COPD 患者大都可以在社区、二级区县医院呼吸科治疗和管理，即需要进行无创机械通气治疗，只要患者就诊单位具有进行无创机械通气设备和有经验医师，仍可在社区、二级区县医院呼吸科进行治疗。进行无创机械通气的适应证至少符合其中 1 项：①呼吸性酸中毒 [动脉血 pH ≤ 7.35 和（或）$PaCO_2$ ≥ 45mmHg]。②严重呼吸困难且具有呼吸肌疲劳或呼吸做功增加的临床征象，或二者皆存在，如使用辅助呼吸肌、腹部矛盾运动或肋间隙凹。

　　AECOPD 患者初期或轻症患者亦可先在二级区县医院呼吸科进行治疗，但是如果患者已出现收住呼吸重症监护室（RICU）的适应证（表 10）或进行有创机械通气适应证（表 11），应尽快与上级医院呼吸科联系，确定好床位后使用具有应急插管上机条件的救护车将患者转到上级医院，必要时区县医院呼吸科医生应护送患者到上级医院，以免转诊途中发生意外。患者就诊单位具有进行有创机械通气及重症监护设备和有经验的医师，或生命体征不稳定不适合转运者仍可在二级区县医院呼吸科进行治疗。

表 10　收住 RICU 的适应证（需考虑当地资源）

对初始急诊治疗反应差的严重呼吸困难
意识状态改变（意识模糊、昏睡、昏迷）
持续性低氧血症（PaO_2 < 40mmHg）或进行性加重和（或）严重 / 进行性加重的呼吸性酸中毒（pH < 7.25），氧疗或无创通气无效
需要有创机械通气
血流动力学不稳定——需要使用升压药

表 11　进行有创机械通气的适应证

不能耐受无创通气，或无创通气失败，或存在使用无创通气的禁忌证
呼吸或心搏骤停、呼吸暂停导致意识丧失或窒息
意识模糊、镇静无效的精神运动性躁动
严重误吸
持续性气道分泌物排出困难
心率＜ 50 次 / 分钟，且反应迟钝
严重的血流动力学不稳定，补液和应用血管活性药物无效
严重的室性心律失常，危及生命的低氧血症，且患者不能耐受无创通气

COPD 转回区县医院的指征：AECOPD 患者经过有效治疗达到出院或转出标准（表 12）即可转回区县或社区医院，区县或社区医院应当预留好床位并做好相应接收登记工作（表 13）。

表 12　COPD 患者出院或转出标准

能够使用长效支气管扩张剂，即 β_2 受体激动剂和（或）抗胆碱能药物联合或不联合 ICS
吸入短效 β_2 受体激动剂不超过每 4 小时 1 次
如果患者之前是非卧床的，需能在室内行走
患者能够进食，且睡眠不会被呼吸困难而频繁打断
患者临床稳定 12 ～ 24 小时
动脉血气分析稳定 12 ～ 24 小时
患者（或家庭照顾者）掌握药物的正确使用方法
随访和家庭照顾计划安排妥当（如随访护士、氧气输送、饮食提供）

表 13　AECOPD 患者转出前应当做好的各项准备工作

确保已制定了有效的家庭维持药物治疗方案

对药物吸入技术进行再次评价

针对维持治疗方案的作用进行教育

针对如何停止糖皮质激素和抗生素治疗进行指导

评价是否需要长期氧疗

确定已安排 4 ～ 6 周后随访

提供合并症的处理和随访计划

　　为了切实做好 COPD 的双向转诊，我们建议从现有医疗体制入手，从制度上加以保证，即：

　　（1）各级医院必须严格遵守相应的双向转诊制度，并做到有专人负责，向上转有人接，转下去有人管，中间必须切实做好衔接工作，为此要建立登记制度。

　　（2）各级医院呼吸科必须严格执行双向转诊标准，做到公开、公平、公正，不能因人而异和搞特殊化。

　　（3）转诊时必须同时说明转诊的原因，明确转诊的目的、目标，减少转诊的盲目性。

　　（4）为了鼓励、促进双向转诊，建议政府部门会同公费医疗和医疗保险管理部门对于认真执行双向转诊的患者予以全额报销医疗费用；相反，对于不符合转诊标准而私自转诊者逐渐降低医疗费用报销比率，创造有利于规范转诊的机制。

　　（5）各级医疗主管部门将落实双向转诊的结果纳入医院科室

年终考核重点项目，奖优罚劣。

参考文献

1. 中华医学会呼吸病学分会慢性阻塞性肺疾病学组 . 慢性阻塞性肺疾病诊治指南（2007 年修订版）. 中华结核和呼吸杂志，2007，30（1）：8-17.

2. 何权瀛，周新，谢灿茂，等 . 从国内部分城市慢性阻塞性肺疾病患者诊治现状看健康教育管理的必要性 . 中国慢性病预防与控制，2009，17（5）：441-443.

3. 陈亚红，姚婉贞，康健，等 . 慢性阻塞性肺疾病患者治疗状况与自我认知的多中心调查研究 . 中华结核和呼吸杂志，2010，33（10）：750-753.

4. 何权瀛，周新，谢灿茂，等 . 中国部分城市稳定期慢性阻塞性肺疾病治疗现况断面调查 . 中国实用内科杂志，2009，29（4）：354-357.

5. 何权瀛 . 对慢性阻塞性肺病防治工作的几点思考 . 中华医学杂志，1999，79（10）：726-727.

6. 何权瀛 . 切实搞好慢性阻塞性肺疾病的教育和管理 . 中华结核和呼吸杂志，2007，30（1）：6-7.

7. 何权瀛 . 慢性阻塞性肺疾病的早期发现与控制 . 中华全科医师杂志，2008，7（8）：513-514.

8. 何权瀛 . 长期系统教育管理可以提高慢性阻塞性肺疾病的控制水平 . 中国呼吸与危重监护杂志，2014，13（5）：400-444.

9. 何权瀛 . 积极开展慢性阻塞性肺疾病的教育和管理 . 中华全科医师杂志，2004，3（4）：234-235.

10. 王英保，何权瀛 . 慢性阻塞性肺疾病患者接受长期管理 48 例随访结果分

析 . 中华全科医师杂志，2004，3（5）：300-303.

11. 张荣葆，谭星宇，何权瀛，等 . 不同管理模式对慢性阻塞性肺疾病患者的干预作用 . 中华医学杂志，2012，92（44）：3117-3121.

12. 张荣葆，谭星宇，何权瀛，等 . 长期系统教育管理可以提高慢性阻塞性肺疾病的控制水平 . 中国呼吸与危重监护杂志，2014，13（5）：440-444.

13. Zhong N，Wang C，Yao W，et al.Prevalence of chronic obstructive pulmonary disease in China：alarge，population-based survey.Am J Respir Crit Care Med，2007，176（8）：753-760.

14. 何权瀛 . 社区医疗应当成为防治慢性呼吸疾病的主战场 . 中国社区医师，2006，22（17）：7-8.

15. 何权瀛 . 防治慢性病的主战场在基层医疗单位 . 中华健康管理学杂志，2007，1（1）：16-17.

16. 何权瀛 . 必须高度重视农村慢性呼吸病防控工作 . 医学与哲学（临床决策论坛版），2006，27（5）：7-8.

17. 何权瀛，张荣葆，谭星宇 . 综合医院与社区卫生服务机构联合防控慢性阻塞性肺疾病 . 中华全科医师杂志，2008，7（8）：553-555.

18. 张荣葆，何权瀛 . 基层医生对慢性阻塞性肺疾病相关知识的认知情况 . 中国慢性病预防与控制，2009，17（1）：61-63.

19. 何权瀛 . 中国农村基层慢性阻塞性肺疾病诊治现状调查报告 . 中国呼吸与危重监护杂志，2014，13（1）：5-9.

20. 常见呼吸系统疾病双向转诊建议制订组 . 二、三级医院间三种常见呼吸系统疾病的双向转诊建议 . 中华全科医师杂志，2015，14（11）：835-837.

对于哮喘–COPD 重叠综合征的诊断和治疗、管理的一些初步思索

    2014 年版的 GOLD 首次提出哮喘和 COPD 共存的概念，即哮喘 -COPD 重叠综合征（ACOS），当时并没有提出更具体的内容，只提出与全球哮喘防治创议（GINA）委员会协商后共同制定 ACOS 的具体内容。2014 年版 GINA 首次全面阐述了 ACOS 的定义，并提出对于慢性气道疾病的五步诊断法、ACOS 的具体诊断标准和治疗手段。2015 年和 2016 年版的 GOLD、GINA 虽然设有专门篇章介绍 ACOS，但基本内容与 2014 年版 GINA 大体相同。这期间国内学者纷纷发表文章介绍 ACOS 的相关内容，包括其定义、特点、危害和诊断、治疗等问题，似乎已经成为一种共识，并有不少临床研究结果发表。2017 年和 2018 年 GOLD 中对此没有更多的论述。

    在反复学习、研读上述文献后发现，尽管哮喘和 COPD 共存确实是客观存在的一种临床现象，深入认识、研究这个问题也

具有重要的理论和实际意义，然而临床上如何处理却仍存在诸多难题，现分述如下。

64. 对于哮喘 –COPD 重叠综合征的诊治标准还存在很多不确定因素

2014 年版 GINA 新增一章专门讨论 COPD 与哮喘同时存在的重叠综合征问题。现实中区别哮喘和 COPD，有时是十分困难的，相当大的一部分患者同时具有哮喘和 COPD 的特征，为此曾经提出 ACOS。某些研究结果显示，与单纯哮喘、COPD 患者相比，ACOS 患者更容易发生急性加重，生命质量评分更低，肺功能指标下降更快，病死率更高，医疗卫生资源消耗更大。由于不同作者采用的纳入标准不同，具有 ACOS 特征的患者比率为 15% ～ 55%，而临床医生诊断一致的 ACOS 比率为 15% ～ 20%。

其实早在 1961 年提出的荷兰假说认为，哮喘、慢性支气管炎和肺气肿属于同一类病种的不同临床表型。此后，有关三种疾病之间关系的争论一直没有停止过。即使到了 1963 年提出 COPD 的概念，这个问题仍旧没有得到解决。这两种疾病（COPD、哮喘）之间无论是病因、病理改变、发病概况、临床表现都是既有相同之处，又有不同之处。现在问题的关键在于这两种疾病的诊断、治疗方案分别是由两个协会负责制定的，两种疾病诊断标准中对于气流受限可逆性的判断标准不同。早在 2005

年，笔者就质疑过这个问题，其后并无人给出正确的答案。

哮喘的诊断标准中认为吸入支气管舒张剂后 FEV_1 的改善≥12%，且 FEV_1 增加的绝对值≥200ml，即可认为气流受限完全可逆，支气管舒张试验阳性，据此可以诊断为哮喘，否则判断为气流受限不完全可逆，支气管舒张试验阴性，不能诊断为哮喘；而 COPD 诊断标准中认为，如果吸入支气管舒张剂后 $FEV_1/FVC < 70\%$，即可认为气流受限完全不可逆，可以据此诊断为COPD。两个协会对于判断气流是否可逆采用的标准不同。那么，在这种情况下如何制定 ACOS 诊断标准呢？

2014 年 5 月新版的 GINA 专门设第五章介绍了 ACOS 问题，包括 ACOS 定义、临床特征描述、临床上如何分步确定 ACOS（五步法），并提出如果慢性气道疾病患者同时兼有 COPD 和哮喘的若干临床特点则可以考虑诊断 ACOS，并提出相应肺功能检查标准，即吸入支气管舒张剂后 $FEV_1/FVC < 70\%$，FEV_1 的改善率> 12%，FEV_1 增加的绝对值> 400ml。但是仍旧存在很多问题有待解决，包括 ACOS 患者的病情评估是按照"ABCD"体系还是按照哮喘病情控制水平呢？治疗策略是按照 ABCD 评估结果选择治疗方案还是按照哮喘的三个环节、五个阶段进行治疗呢？

ACOS 患者治疗中是否还存在降级治疗问题都是未知数，有待进一步研究、探讨。

65. 哮喘和 COPD 在诊治过程中作为一个综合征的必要性有待商榷

回过头来再冷静地思考一下，提出 ACOS 问题是不是把慢性气道疾病搞得更复杂了呢？在人类科学研究过程中，把一件简单的事复杂化很容易，然而要把一件复杂的事情简单化则相对比较困难。我曾设想过我们可否抛开 ACOS 这一概念来处理慢性气道疾病，即哮喘和 COPD。现在 COPD 和哮喘早已有相应的诊断、治疗、管理标准和策略，而且目前已经比较完善。

这样讲并非想完全否定哮喘与 COPD 共存的现象或事实，只是想简化一下处理策略、措施。比如一位哮喘患者或由于早期诊断、治疗不及时或不规范，后期其气流受限由完全可逆转变为不可逆了；或由于患者染上吸烟不良习惯，产生明显气道重塑，从而在哮喘基础上合并了 COPD，此时只需要在原来的治疗方案、计划中加入长效抗胆碱能药即可。

其实最近几年早有文献对 ICS/LABA 疗效不好的哮喘患者同时合用长效抗胆碱能药物效果很好的报道。相反，如果一些 COPD 患者由于某种原因出现对外界变应原过敏，嗜酸性粒细胞比率（EOS%）升高，FEV_1 变异水平增大，或呼出气一氧化氮测定水平升高，这时只需在原有治疗方案中增加 ICS 就可以了。

其实 GOLD 中早就提出重度及危重度 COPD 患者（$FEV_1\% \leqslant 50\%$）给予吸入性皮质类固醇 / 长效 β_2 受体激动剂（ICS/LABA），至于 AECOPD 患者全身或局部应用 ICS 则更顺理成章。如果临床上遇到兼有哮喘和 COPD 两种疾病特点，而患者自己又无法分清这两种疾病孰先孰后，索性将 ICS、LABA、长效抗胆碱能舒张剂（LAMA）一起使用，这在原则上并无错误，不必再去纠结两者的关系。

66. 哮喘和 COPD 视为一个疾病实体可能会模糊两个疾病之间的界限

如果大家认为这样做有些随意，那么可以从表型这个角度来处理 ACOS 问题，即在 COPD 表型中增加一个合并哮喘表型，而哮喘表型中增加一个合并 COPD 表型，在治疗中再加以适当调整，也比再另设一个 ACOS 简单多了。

《新英格兰医学杂志》发表过一篇有关 ACOS 的综述，作者详细地描述了哮喘和 COPD 各自的特点及其相同之处，包括气道高反应性，气道阻塞的可逆性、特应性，气道炎症，呼出气体中一氧化氮水平测定，并提出了 ACOS 诊治的一系列相关问题，包括患病率和治疗等。该作者在这篇综述中指出，GINA 和 GOLD 文件中对于 ACOS 没有给出一个明确的定义，认为对其临床表型及其发病机制还需要提供更多的证据。作者坦承，到目前为止尚缺少前瞻性的双盲临床研究资料证实如何治疗 ACOS，即 ACOS 患者最有效的治疗措施是什么，这目前尚不清楚。

鉴于目前尚缺乏有关 ACOS 随机介入性研究，因此很难为 ACOS 患者提供准确的治疗指南。同时作者提出，将 ACOS 视为一个疾病实体的危险性在于可能会模糊哮喘和 COPD 两者之间的界限，并且会导致过度治疗，特别是 ICS。

67. 对于哮喘 –COPD 重叠综合征这一概念的分析和个人认识

奥卡姆一生写下了大量的著作，但是最著名的只有八个字："如无必要，勿增实体"，说得更明白一些，就是在科学上如果没有必要就不需要增加事物实际存在的含量。其本意就是只需承认一个确实存在的东西，凡是干扰这一具体存在的、空洞的、无用的概念都是累赘和废话，则应一律取消。后来这种思维方式被称为奥卡姆剃刀原则，或称为简化思维。这种简化思维的精髓在于舍弃一切复杂的表象，直指问题的本质。科学的本质在于求真，其最高境界是最大化的简明、简洁，而不是把一个简单的事物搞得十分复杂、烦琐。

近年来在临床医学领域内有一种倾向，就是有越来越多的所谓重叠综合征（overlap syndrome，OS），在风湿病学中就有多种重叠综合征，呼吸病学中的重叠综合征就更多了。

1995 年美国胸科学会（ATS）在首次颁布的 COPD 指南中对哮喘、慢性支气管炎、肺气肿、COPD、气流阻塞进行定义时画了三个圈，三个圈相交共产生 11 种不同的综合征，其中存在 6 种重叠。COPD 与 OSA 同时存在则被称为一种重叠综合征，现在又提出 COPD 与哮喘并存的重叠综合征。照此推测，COPD

中的慢性支气管炎与肺气肿也可称为一种重叠综合征。同样的道理，COPD 与支气管扩张同时存在又可叫一种重叠综合征，COPD 与胃食管反流同时存在也可称为重叠综合征，如此下去，没完没了，只会增加许多不必要的麻烦，并无实际益处。

现代医学发展历程中大多提倡加法，新的知识、技术、方法越来越多，医生的负担越来越重，这一定好吗？为什么不可以实行减法，尝试减掉一些烦琐的、过时的，甚至已经被实践证明没用的东西呢？

目前，国际通用的 ICD-10 编码是通过疾病分类法将各科疾病予以系统分类，使病案中的原始信息按不同的用途加工成可被利用的信息，其功能除了用于医疗工作外，还有助于医师的教学和临床研究、医疗资源利用评价、流行病学研究、医疗保险及卫生主管部门施政时参考。对疾病的正确认识是编码的基础，医学是一门不断发展的科学，随着研究手段的不断改进，人们对于疾病的了解也将不断深入。而疾病分类是一个基于人们对于现有疾病的认识所建立的分类体系。随着人们对于疾病认识的提高，相应疾病在分类体系中的归类也应发生改变，但是扩展编码必须谨慎，保证符合疾病分类的科学性、准确性、完整性、适用性和可操作性的要求。如果在现有的基础上，再增加一个 COPD 和哮喘的疾病编码很可能会增加疾病分类的负担。

再者，仔细查阅一下医学辞典就会发现，"over"一词本身就有重叠、过多之意。另外，ACOS 中"syndrome"一词用得也不够准确。目前人们对于综合征的解释是由多种不同原因最后引发相同的或相似的发病机制不明确的症候群，比如，急性呼吸窘迫综合征。而我们这里讨论的"overlap syndrome"根本不属于这种情况，因为无论是 COPD 还是哮喘，其病因基本上清楚，发病机制也大抵比较明确。后来 2017 年 GINA 承认"syndrome"一词用词不当，将其去掉变成"ACO"，其实这样更显得不伦不类、荒唐可笑。

笔者认为，在 COPD 或哮喘防控体系中，再增加一个重叠综合征实在没有任何实际意义，只会增加许多负担和造成混乱现象。

参考文献

1. Global Initiative for chronic obstructive Lung disease update 2014.https：//goldcopd.org/.

2. Global Initiative for asthma update 2014.

3. Globac strategy for the diagnosis management and prevention of chronic obstructive pulmonary disease update 2015.https：//goldcopd.org/.

4. Global strategy for the diagnosis management and prevention of chronic obstructive pulmonary disease update 2016.https：//goldcopd.org/.

5. Globac strategy for asthma management and prevention update 2015.

6. 张宏，蔡柏蔷.支气管哮喘慢性阻塞性肺疾病重叠综合征简介.中华结核和呼吸杂志，2014，37（9）：713-715.

7. 王玉红，金建敏 .2014 年慢性阻塞性肺疾病全球倡议更新带来的思考 . 中华结核和呼吸杂志，2014，37（11）：870-873.

8. 孙永昌 . 关于哮喘 – 慢阻肺重叠综合征的几个问题 . 中华结核和呼吸杂志，2014，37（12）：965.

9. 牟向东，陈亚红 . 哮喘 – 慢阻肺重叠综合征还是慢阻肺 – 哮喘重叠综合征 . 中华结核和呼吸杂志，2014，37（12）：964.

10. 杨爽，赵海金，蔡绍曦 . 哮喘 – 慢性阻塞性肺疾病重叠综合征 . 中国呼吸与危重监护杂志，2015，14（2）：214-216.

11. 孙永昌 . 哮喘 – 慢阻肺重叠综合征指南解读 . 中国呼吸与危重监护杂志，2014，13（4）：325-329.

12. 张海琴，程齐俭，万欢英 . 支气管哮喘 – 慢性阻塞性肺疾病重叠综合征的诊治进展 . 中国呼吸与危重监护杂志，2014，13（2）：219-222.

13. 路明，姚婉贞 . 支气管哮喘 – 慢性阻塞性肺疾病重叠综合征研究进展 . 中国实用内科杂志，2015，35（5）：379-386.

14. 戴晓新，洪旭初 . 慢阻肺 – 哮喘重叠综合征及药物治疗现状 . 实用医学杂志，2014，30（14）：2189-2190.

15. 王文秀，邵玉霞 . 哮喘 – 慢性阻塞性肺疾病综合征诊疗研究进展 . 疑难病杂志，2015，14（7）：759-762.

16. 彭磊 . 哮喘和慢性阻塞性肺疾病重叠综合征研究现状 . 临床肺科杂志，2015，20（3）：546-549.

17. 徐飞，董竞成 . 哮喘 – 慢性阻塞性肺疾病重叠综合征的临床研究进展 . 中国全科医学，2016，19（5）：500-506.

18. 杨海华，金先桥，王桂芳，等 . 支气管哮喘 – 慢性阻塞性肺疾病重叠综合征患者血清维生素 D 水平的临床研究 . 临床内科杂志，2015，32（7）：455-457.

19. 李鸿茹，林丹，陈愉生，等 . 哮喘慢阻肺重叠综合征与单纯慢性阻塞性肺疾病的病例对照研究 . 中国呼吸与危重监护杂志，2015，14（4）：332-336.

20. 李超，方圆，李志奎 . 哮喘 -COPD 重叠综合征相关性疾病 166 例分析 . 中华肺部疾病杂志（电子版），2015，8（6）：704-709.

21. 谢华，朱天怡，刘美岑，等 .ACOS 与同期哮喘和 COPD 患者住院情况调查分析 . 现代生物医学进展，2015，15（32）：6279-6282.

22. Kerstjens HA，Disse B，Schröder-Babo W，et al.Tiotropium improves lung function in patients with severe uncontrolled asthma： a randomized controlled trial.J Allergy Clin Immunol，2011，128（2）：308-314.

23. Kerstjens HA，Engel M，Dahl R，et al.Tiotropium in asthma poorly controlled with standard combination therapy.N Engl J Med，2012，367（13）：1198-1207.

24. Postma DS，Rabe KF.The Asthma-COPD Overlap Syndrome.N Engl J Med，2015，373（13）：1241-1249.

中医对于 COPD 发病的认识

    COPD 是一种具有气流受限特征的疾病，其气流受限为不完全可逆，呈进行性发展，与肺部对有害气体或有害颗粒的炎症反应有关，慢性咳嗽、咳痰常先于气流受限许多年。但并不是所有的咳嗽、咳痰症状的患者均会发展为 COPD，相反，少数 COPD 患者可能具有不可逆性气流受限而没有慢性咳嗽、咳痰症状。

    COPD 属于中医学中的"喘证""肺胀"等范畴，其病理变化为本虚标实。急性加重期病机为痰阻或痰瘀互阻，常兼气虚或气阴两虚，虚实相互影响，以痰瘀互阻为关键。稳定期病机以气（阳）虚、气阴两虚为主，常兼痰瘀。文献回顾分析研究表明，COPD 稳定期中医证型分为五组虚证证型，即肺气虚、肺脾气虚、肺肾气虚、肺肾阳虚、肺肾气阴两虚。实证类两种，即痰瘀阻肺证、痰湿阻肺证。常见证候中以虚症为主，可兼见实证。以肺气虚最为多见，其实是脾气虚及肾气虚。近年来有研究人员观察并发现本病随着肺气虚 – 肺脾气虚 – 肺肾气虚的发展，肺功能损害程度逐渐加重。而 COPD 急性加重期常见证候有风寒束肺证、外寒内饮证、痰热壅肺证、痰湿阻肺证、肺脾气虚证、肺肾气虚证、肺肾气阴两虚证和血瘀征（兼证）。因此，COPD 病位多在脾、肺、肾三脏，病因以气虚、阴虚、痰、血瘀、湿及阳虚为主。现代研究以肺气虚、脾气虚、肾气虚为主。

68. 肺气虚与 COPD 的关系

（1）肺气虚分度

中医学历来十分重视机体的抗病能力，认为"正气存内，邪不可干""邪之所凑，其气必虚"。气与机体抗病能力的关系十分密切，其中以肺气尤为重要，如"肺为气之本""诸气者皆属于肺"之说。肺气虚证是肺脏功能减弱所表现出的证候。自 20 世纪 80年代以来，在古代和现代文献的基础上，对肺气虚证做了大量研究工作，根据肺气虚证的内涵，提出了 COPD 肺气虚证候演变规律：

①卫外功能减退（轻度，病位在肺）。

②主气功能减退（中度，病位在肺、脾）。

③治节失常（重度，病位在肺、脾、心、肾）。

④多脏受损，诸症蜂起（极重度）。

四个层次渐进性发展，严重者多出现肺系功能的全面减退和紊乱。在此基础上，提出了 COPD 肺气虚证的 4 级分度标准，即轻度、中度、重度、极重度。这种分度之间既有病机、病症上的不同，又有发生、发展、演变的相互联系，比较符合临床实际情况，有利于把握肺气虚证的变化，从而指导临床治疗。

（2）肺气虚宏观研究

中医理论认为"肺主气，司呼吸""主宣发肃降"。呼吸异常，则表现为咳、喘、哮等病症。而肺功能检查不仅是诊断 COPD 的金标准，而且对 COPD 严重程度评价、疾病进展、预后及治疗反应等均有重要意义。因证候具有模糊性、非线性、不确定性等特点，因此以肺功能为切入点，研究了 COPD 稳定期症证分布及与肺功能的关系，可为 COPD 稳定期中医辨证论治提供临床依据。

李建生等通过收集 890 例 COPD 稳定期患者资料，行肺功能检查分级，根据调查表进行调查，然后对 COPD 稳定期肺功能分级与证候分布进行比较。结果发现，肺功能轻度、中度时常见肺气虚证、肺脾气虚证、肺肾气虚证；肺功能重度时常见肺脾气虚证、肺肾气虚证、肺肾气阴两虚证；血瘀证、痰湿阻肺证随肺功能降低而增多。同时，COPD 稳定期常见病证为气虚、血瘀，病位在肺并及脾、肾。气虚主要表现为肺气虚、脾气虚、肾气虚，且贯穿始终。血瘀证、痰湿证、肺阴虚、肾阴虚随肺功能降低而渐多。证明了随着肺气虚的加重，肺功能会逐渐降低，病理因素增多，同时，肺功能降低亦可提示肺气虚证加重或产生变证。

①肺气虚与免疫功能的关系

中医认为，肺可卫外，主皮毛。肺系疾病发生时肺气亏虚，其卫外功能发生变化，进一步导致疾病的发生。李泽庚等通过基因芯片技术研究 COPD 肺气虚证患者 T 淋巴细胞相关差异基因表达情况，在 COPD 肺气虚证患者中发现，IGKV1-5、IGJ、IGLC2、IGHM、IGHG1、IGKC、IGJV1D13、L0C440871、IGH@ 共 9 条免疫蛋白相关基因，其主要作用为抗原－抗体结合，其高表达导致异常免疫应答，使维持机体内环境稳定的 T 淋巴细胞各亚群的比例失调，从而导致对外感疾病的抵抗能力减弱，增加了对外感疾病的易感性。

杨宏新等研究发现，当肺系发生疾病如 COPD 等后，患者外周血 CD4$^+$、CD8$^+$T 细胞的表达频率发生异常，通过血液循环运输免疫细胞的功能发生障碍，细胞和细胞外担负信号转导功能减弱，同时，CD4$^+$、CD8$^+$T 细胞对信号的调节作用，造成免疫器官对肺组织脏器炎性反应，最终导致肺组织的"卫外功能"减弱。

侯辉等对 26 例慢性支气管炎肺气虚证患者支气管－肺泡灌洗液中计数中性粒细胞、巨噬细胞和淋巴细胞的比例进行观察，检测 IgA、IgG 的含量，并与正常人和慢性支气管炎肺气未虚的患者对照，发现肺气虚证组中性粒细胞和巨噬细胞比例显著下降，淋巴细胞比例显著升高，IgA 含量有下降趋势；而慢性支气管炎患者不论肺气已虚或未虚，其 IgG 含量都显著增加，提示呼吸道局部体液免疫功能下降。

②肺气虚与形态病理的关系

李泽庚等通过 HRCT 观察肺气虚证患者影像学变化，结果发现，肺气虚证患者 CT 影像学变化主要表现为肺纹理增多、增粗或紊乱，疾病主要是肺气肿、支气管扩张等。

蔡圣荣等将 60 只大鼠随机分为对照组与模型组，采用气管内注入脂多糖，置于烟室内烟熏，制作出肺气肿肺气虚证的大鼠模型。结果发现，模型组大鼠出现肺气虚的临床表现，病理组织学显示有肺气肿及慢性支气管炎病变，肺气肿肺气虚证大鼠模型组肺湿重指数、胸腺湿重指数显著高于对照组 ($P < 0.05$)，肺组织有肺气肿及慢性支气管炎病变。同时，发现肺气肿肺气虚证大鼠存在低氧血症和高碳酸血症，血中细胞因子 IL-6、IL-8、TNF-a 升高，可能是肺气虚证从轻度向中度、重度发展的重要原因之一。

③肺气虚与肺血管收缩的关系

COPD 呈进展性，可促使肺血管收缩及重构，引起缺氧性肺动脉高压，在其发病机制方面，肺气虚而失治节起着极为重要的作用。肺气亏虚则肺主治节功能失调，是 COPD 重要的发病机制。现代研究认为，肺气虚的最初表现是肺通气功能开始减退，出现小气道功能受损，此时肺通气功能的减退是可逆的，且这种减退和肺气虚的程度呈正相关，并逐渐累及脾、肾，导致病情进展及转变，最终成为不可逆的通气功能障碍。肺气虚还可导致痰瘀的生成，从而使 COPD 气道结构改变，致使气机失常，阻碍肺气的宣发肃降，加重肺通气功能障碍。

目前认为，肺血管收缩是由于肺血管阻力增加引起肺动脉高压的主要机制，其形成过程比较复杂，与肺动脉平滑肌细胞的钾通道功能表达异常和内皮功能的紊乱有关。研究发现，长期低氧是肺动脉高压发生的始动因素，缺氧抑制了肺动脉平滑肌细胞钾通道的活性，使肺动脉平滑肌细胞去极化，达到一定阈值后，电压依赖性钙通道开放，细胞内钙离子的浓度升高，钙离子促使肺动脉平滑肌细胞收缩、增殖和迁移，进一步加重了肺血管的收缩。

（3）肺气虚微观研究

①肺气虚与炎症细胞关系

慢性气道炎症是 COPD 的重要发生机制之一，可导致气道重塑，是 COPD 病程发展中气流阻塞的病理生理基础。

刘涌等观察肺气虚证大鼠血清氧化应激指标丙二醛（MDA）和 TNF-α 表达，发现 MDA、TNF-α 升高，说明氧化应激反应同样参与肺气虚证的发生、发展过程。肺气虚证的微观指标也可以从生长因子的表达方面分析。

李振卿等通过观察转化生长因子（TGF）-β_1 在肺气虚证大鼠模型中的表达，结果发现其表达水平降低，说明 TGF-β_1 是慢性支气管炎发病的重要因素。

王彦霞等研究发现，在 COPD 患者的支气管肺泡灌洗液、支气管活检组织和痰液中都能发现 TNF-α，其含量增高，进一步提示 TNF-α 可能与气道的重构及平滑肌细胞的功能改变有关，TNF-α 可能是 COPD 的诱导剂和启动因子，也是 COPD 严重程度的重要标志。

②肺气虚与神经递质的关系

肺气虚证与神经系统肺气虚证机体存在的自主神经功能紊乱，以副交感神经兴奋增强，交感神经兴奋降低为主。

宋卫东等研究表明，肺气虚证患者支气管灌洗液中胆碱酯酶明显上升，而去甲肾上腺素水平下降，表明肺气虚证患者局部自主神经功能紊乱，提示局部以副交感神经兴奋占主导。但隐形肺证患者支气管灌洗液中胆碱酯酶未见明显下降，而去甲肾上腺素水平明显升高，提示早期肺气虚证（隐性肺证）局部交感神经兴奋性增强，扩张支气管，以抵抗炎症反应及其他因素所引起的支气管狭窄。因此，在肺气虚证早期，肺脏局部神经功能以代偿性改变为主，晚期以失代偿（紊乱）为主。

赵江云等报道，肺气虚证患者血和支气管灌洗液中皮质醇较正常人明显下降，肺泡巨噬细胞中环磷酸腺苷和环磷酸鸟苷代谢紊乱，在内环境各种因素的作用下，肺泡巨噬细胞中环磷酸腺苷和环磷酸鸟苷明显升高，但环磷酸鸟苷升高更明显，而导致环磷酸腺苷和环磷酸鸟苷比值降低，而且还发现肺泡巨噬细胞中环磷酸腺苷和环磷酸鸟苷代谢紊乱与局部皮质醇有关，表明在病理情况下，局部内分泌对肺泡巨噬细胞第二信使有调节作用。

③肺气虚的基因研究

基因水平研究的提高为肺气虚证的微观本证研究提供了有力保证。

李泽庚等通过基因芯片技术研究肺气虚证患者 T 淋巴细胞基因表达的差异，结果发现，和正常人比较，肺气虚证患者外周血 T 淋巴细胞相关差异基因出现明显异常，具体表现为：45 条异常基因中，上升占 41 条、下降占 4 条；肺气虚证、肺阴虚证共同差异基因有 15 条；与肺阴虚证比较，肺气虚证患者差异基因 43 条中，上升占 27 条、下调占 16 条。研究结果说明，蛋白质芯片技术用于筛查肺气虚证基因谱，可辨别肺气虚证患者 T 淋巴细胞相关差异基因的表达。

王煜等通过观察补肺益寿合剂 Ⅰ 号对肺气虚大鼠血清、肺组织 ET-1 mRNA 的表达，结果发现，补肺益寿合剂 Ⅰ 号可明显改善肺气虚证大鼠血清、肺组织 *ET-1* 基因的高表达。

(4) 肺气虚与 COPD 的关系

中医认为，呼吸时"呼出心与肺，吸入肾与肝"，言"肺为气之主，肾为气之根"，因此 COPD 发展到最后阶段肾气虚是必然结果。

现代医学研究发现，在肾气虚阶段的 COPD 病理过程中，患者内分泌功能明显减退，下丘脑－垂体－肾上腺、甲状腺、性腺 3 个靶腺轴功能紊乱。通过补肾治疗可以增强肾上腺皮质功能，增强对肾上腺皮质激素（ACTH）的反应性，调节 3 个靶腺的内分泌功能，从而提高机体的抗病能力。更重要的是，还可以缓解因内分泌功能紊乱所致的 COPD 患者膈肌肌群功能的障碍，大大降低呼吸衰竭及呼吸道感染的发生率，改善患者的生命质量，延长生存期限。

张伟等通过将大鼠造成肾气虚型的 COPD 动物模型，然后给予人参蛤蚧散煎剂灌胃。试验结果显示，人参蛤蚧散可以调节肾气虚型 COPD 大鼠的多种细胞因子水平，减轻气道炎症，调节机体的免疫应答反应，提高机体免疫力，从而为中医药治疗 COPD 提供了新的治疗方法。

69. 脾气虚与 COPD 的关系

（1）脾气虚与营养不良

中医认为，"脾主肌肉""脾主运化"，而水谷精微则是供养濡润五脏六腑的营养物质。临床多见 COPD 患者发生营养不良状况与脾气虚相关。

营养不良是 COPD 最常见的并发症之一，在 20 世纪 80 年代，COPD 合并营养不良状况的高发生率就已经引起学者的关注，近年来，越来越多的学者开始投入研究营养状况在 COPD 的病程发展中所起到的作用。研究调查发现 COPD 患者气道阻塞程度越严重，营养不良发生率就越高。

①胃肠道功能受损

● COPD 患者因长期进行性发展的肺气肿导致肺残气量过

大，引起肺过度充气，挤压两侧膈肌，迫使膈肌位置下移，导致胃部体积变小，胃容积减小。

● 长期慢性缺氧引起低氧血症、CO_2 潴留及肺动脉高压，引发胃肠道淤血、肿胀，从而影响了胃肠道消化、吸收功能。

● COPD 患者常发生感染和胸闷、气短，需要反复使用广谱抗生素、茶碱类药物及支气管扩张剂以缓解症状，长期使用这些药物容易引起胃肠道黏膜屏障损伤、肠道菌群失调，从而使胃肠道消化吸收功能降低。

②能量消耗增加

正常情况下，通气功能越差，呼吸耗能越多，COPD 患者因气道阻力增加，肺组织弹性降低，呼吸所消耗的能量也相应增多，临床上 COPD 患者每日的呼吸耗能是正常人的 10 倍左右。患者能量摄入不变时呼吸耗能的增加，直接影响了机体其他方面的能量需要不足，造成能量负平衡，引起全身营养不良。多数研究均表明，COPD 患者的静息能量消耗（REE）明显高于正常人。这可能是由于 COPD 患者一方面由于肺胀过度充气，使得膈肌位置下移，收缩效率减低；另一方面因气道阻力增加，胸腔的有效顺应性降低，造成患者呼吸效率降低、呼吸负荷增大而呼吸做功增加。因此，患者的静息能量消耗增加，患者全天总能量消耗（TEE）也增加。

③机体分解代谢增加

由于感染时机体处于高分解的应激状态，脂肪分解受到抑制，蛋白质不断分解，细胞内的葡萄糖利用率不高，引起机体内分泌紊乱，能量消耗和尿素氮排出量显著增加，负氮平衡加剧。

COPD 患者急性加重期时体内存在多种炎症因子，如肿瘤坏死因子、IL-6、白三烯等都可增加蛋白质分解，从而导致或加重营养不良状况。

COPD 患者生活中的咳嗽排痰现象也是导致其营养不良的一个因素。有研究显示，为 COPD 患者进行机械通气治疗，其排出痰液中的含氮量为（0.4±0.2）g/d，量多者可达 0.7g/d，痰液中丢失的蛋白质大约为 4.3g/d。

④血清瘦素水平的影响

瘦素是一种由 *ob* 基因编码翻译的产物，它可以促进糖和脂肪的代谢，同时将体内脂肪含量告知大脑，以这种方式来控制能量摄入和增加消耗，其在血中浓度代表机体脂肪所含比例。研究显示，血清瘦素水平与 COPD 患者感染炎症的程度及日常饮食有关，COPD 患者急性加重期的血清瘦素水平明显高于稳定期，其原因可能是急性加重期患者炎症感染的发生或加重，导致感染菌释放炎症因子和内毒素等促使瘦素 mRNA 上调，瘦素的分泌量增多，急性加重期患者饮食摄入减少，影响了血清瘦素水平。一方面，瘦素能与 COPD 患者下丘脑瘦素受体结合，从而抑制神经肽 Y，降低患者食欲并抑制脂肪的合成；另一方面，瘦素还能加快交感性兴奋向脂肪组织、肌肉和去甲肾上腺素等产热组织的传递，使机体代谢加快，产热增加。COPD 合并营养不良时，低水平的血清瘦素又会加大患者肺部的感染率，反复如此也会加剧患者的营养不良。

（2）脾虚与呼吸肌疲劳

呼吸肌疲劳是指呼吸肌在负荷下活动而导致其产生力量和（或）速度的能力下降，这种能力的下降可以通过休息而恢复。呼吸肌疲劳（泵衰竭）是呼吸衰竭发生过程中的重要环节。

中医学历来重视脾胃功能，认为脾的重要功能有"脾主肌肉""脾虚则肌肉削"。脾主运化，可将五谷精微疏布运化到全身，故脾健则肌肉强健有力，脾虚则运化功能不足，不能把足够的营养物质运送到全身各处，久则气虚盈亏，肌肉失养，而脾乏无力，故 COPD 患者中脾虚型更容易发生呼吸肌疲劳。

韩云等的研究结果表明，COPD 脾气虚患者与肺气虚患者比较，肺通气功能下降更为明显，更容易发生呼吸肌疲劳，但是两者的呼吸驱动均增强。这表明，无论是在通气功能还是呼吸肌疲劳方面，从肺气虚到脾气虚是病情逐渐加重的过程。

（3）脾气虚与甲状腺素的关系

甲状腺素可以加速生长、影响分化，还能增加机体的基础代谢率和耗氧量等，可以说它对机体的所有细胞内反应均有影响。

甲状腺主要分泌的是 T_3 和 T_4，其中 T_4 分泌量占 90% 以上，T_3 只占很少一部分，但是 T_3 的生物活性却是 T_4 的 $5 \sim 6$ 倍，因此 T_3 是甲状腺生理活性的主要发挥者，甲状腺素参与调节蛋白质的生物合成。目前研究认为，T_3 进入细胞核之后与甲状腺素靶细胞和染色质非蛋白结合，进而活化基因促进蛋白质转入。此外，T_3 还可以促进蛋白质和各种酶的形成，因为它可以通过增加核糖核酸聚合酶的活性来增加 RNA 的合成。既往有研究结果显示，COPD 患者营养状况与机体甲状腺激素水平呈正相关。

COPD 患者在严重缺氧、CO_2 潴留及急性感染情况下组织代谢环境受到影响，合成氨基酸的营养和能量缺乏，甲状腺素合成减少，蛋白质合成减少，消耗增加，甲状腺素结合球蛋白（TBG）减低，致使血清中的 T_3 和 T_4 总含量下降。

（4）脾气虚与氧化失衡的关系

崇冰等通过研究发现，COPD 稳定期患者机体中存在氧化 - 抗氧化失衡，其严重程度可能与病理进展呈正相关。因此对稳定期 COPD 患者进行抗氧化治疗可以有效地减轻其肺部慢性损伤，延缓病情进展及肺功能下降。结果表明，对照组治疗后血清超氧化物歧化酶（SOD）呈下降趋势，过氧化酯质（LPO）水平有升高趋势。而治疗组治疗后血清 SOD 水平明显升高，LPO 水平较对照组下降。作为机体重要抗氧化防御体系之一的 SOD 能够清除氧自由基，其水平的高低间接反映了机体清除自由基的能力，而 LPO 则可抑制 SOD 活性，降低机体对氧自由基清除的能力。因而上述结果间接说明，稳定期 COPD 患者机体内存在着氧化 - 抗氧化失衡，其严重程度可能与病理进展呈正相关，而以六君子汤为代表方的培土生金法可提高机体的抗氧化能力，降低细胞和肺组织受损伤的程度。

（5）脾气虚与免疫功能降低

国内外许多研究结果均提示，COPD 病情进展的原因除了病毒、细菌等外界因素的不断侵袭外，更重要的是患者机体免疫功能降低。国内一些学者提出，从中医扶正固本的方法入手，可以提高患者的免疫力，这可能是一个很有前途的抗复发途径。

①目前西医认为，COPD 患者免疫功能降低包括细胞免疫和体液免疫两大方面，此外还包括某些非特异性免疫功能

近年来人们已经逐步认识到 COPD 患者可能出现不同程度的营养不良，中、重度营养不良对免疫系统的影响主要是干扰细胞免疫功能，蛋白质缺乏、维生素缺乏也可以使细胞免疫功能降低。营养不良时特异性抗体合成障碍，也可能是细胞免疫功能低下的原因。此外，营养不良对于非特异性免疫功能也有一定影响，包括多种血清补体降低、转铁蛋白减少。

②从脾虚的角度探讨 COPD 患者免疫功能的变化

中医学认为"正气内存，邪不可干"。而正气与肺、脾、肾三脏关系密切，其中脾、肾最为重要。脾虚患者细胞的免疫功能、体液免疫功能、非特异性免疫功能降低，均可通过营养不良，特别是蛋白质缺乏和能量代谢障碍得到解释。一些学者认为，中医学所说的脾实际上可能是以肠、肝、脾组成的综合功能单位，可以认为消化系统本身就是一个很重要的免疫器官。胃肠道本身就是一个具有免疫功能的淋巴网状组织，肠道淋巴组织具有控制体液免疫的功能，肠道黏膜固有层淋巴细胞大多能发育成

可以合成和分泌各种免疫蛋白的浆细胞，这是体内合成 IgA 的主要来源之一。分泌型 IgA 是人体防御系统中最重要的防线之一，肠道中的溶菌酶和备解素可作为第二道防线。慢性支气管炎患者一旦发展到脾虚阶段，其胃肠功能和结构均会出现一系列变化，这些结构和功能变化可以导致肠道局部免疫功能的降低。

③从脾虚的角度探讨 COPD 患者免疫功能低下的治疗

COPD 患者其标在肺，其本常在脾、肾，因此对于 COPD 患者不但应在急性发作期积极治疗各种临床症状，还应该在缓解期扶正固本，提高免疫功能，防治急性发作。近年来，越来越多的人认识到提高体液免疫功能是治疗 COPD 的重要措施。许多单味补肺健脾中药可以改善免疫功能，如人参、党参、黄芪、白术、茯苓、苡仁、山药等。目前可用于提高免疫力的复方有四君子汤、参苓白术散、补中益气汤和玉屏风散等。这些药物均可增强细胞免疫功能，促进网状内皮细胞的吞噬能力，增强非特异性免疫功能，促进炎症吸收。

20 世纪 90 年代之后，笔者也曾试图创造条件去尝试验证上述设想，然而，由于种种主观和客观条件限制而未能如愿，文献追踪等一系列工作也中断了，其中有些内容可能过时了，或者不够全面。但是从总体上看，由于许多健脾益气药物可以调节脾胃功能，从根本上改善机体的免疫功能，提高 COPD 患者的免疫力，笔者认为其构思和设想还是有一定道理的。

70. 中医治疗 COPD 的原则与方法

COPD 稳定期涉及的病位包括肺、脾、肾三脏。以肺为主，后累及脾、肾。病位在肺，子盗母气，由肺及脾。肺虚及肾，或脾虚及肾，耗伤肾气，肺肾同病或肺脾肾同病。

COPD 稳定期的治疗临床上常以健脾、益脾、补肺为主，根据证候不同，故治法亦有差异。或单治一脏，或两脏同治，如补肺益肾，补肺益脾，健脾补肾，甚或三脏同治，即补肺、健脾、益肾。

COPD 急性加重期根据诊断标准分型后可根据不同兼证采取不同治法，如清热化痰、温肺化饮、活血化瘀等。大量研究表明，在辨证论治的基础上正确使用对症药物可使 COPD 患者气道炎症减轻，肺功能好转，内分泌功能得到适当恢复，使 COPD 进展延缓。因此，治疗 COPD 的过程中如何准确辨证施治是一个关键问题。

参考文献

1. 何权瀛.肺气虚实质的研究概况.中西医结合杂志，1985，5（5）：318-320.

2. 何权瀛.慢性阻塞性肺病的脾阳（气）虚与营养障碍.中西医结合杂志，1989，9（7）：440-442.

3. 何权瀛.从中医脾虚角度探讨呼吸肌疲劳的发病和治疗.中西医结合杂志，1990，10（6）：364-365.

4. 何权瀛, 孙孟里 . 从脾虚角度探讨慢性阻塞性肺病患者免疫功能降低 . 中西医结合杂志, 1991, 11 (4): 248-250.

5. 中华中医药学会内科分会肺系病专业委员会 . 慢性阻塞性肺疾病中医诊疗指南 (2011 版) . 中医杂志, 2012, 53 (1): 80-84.

6. 李建生, 王至婉, 李素云, 等 . 慢性阻塞性肺疾病稳定期常见证候及特征的临床调查 . 河南大学学报 (医学版), 2010, 29 (3): 155-159.

7. 李建生, 王至婉, 王明航, 等 . 慢性阻塞性肺疾病稳定期肺功能与证素及基础证分布规律的相关性研究 . 中华中医药杂志, 2011, 26 (7): 1500-1503.

8. 陈瑾 .COPD 患者中医辨证分型与有关指标相关性分析 . 辽宁中医药大学学报, 2006, 8 (4): 7-8.

9. 李建生, 王至婉, 余学庆, 等 . 慢性阻塞性肺疾病急性加重期证候诊断标准的建立 . 中华中医药杂志, 2010, 25 (7): 971-975.

10. 韩明向, 李泽庚 . 肺气虚证浅探 . 安徽中医学院学报, 1993, 12 (2): 2-4.

11. 王传博, 王婕琼, 李泽庚, 等 . 基于肺气虚证分度的慢性阻塞性肺疾病分证诊治思路与方法 . 中医杂志, 2013, 54 (18): 1550-1552.

12. 李泽庚, 彭波, 王传博 . 肺气虚学说与慢性阻塞性肺疾病的防治 . 全国中医药防治老年病学术交流会学术论文集, 2011.

13. 童佳兵 . 慢性阻塞性肺疾病肺气虚证候演变规律及其兼夹证专家共识 . 中华中医药学会 2013 年学术年会论文集, 2013: 317-318.

14. 王至婉, 李建生, 王明航, 等 . 慢性阻塞性肺疾病稳定期肺功能与证候分布规律的相关性 . 中医杂志, 2011, 52 (16): 1376-1378.

15. 李泽庚, 童佳兵, 彭波, 等 . 慢性阻塞性肺疾病肺气虚证患者 T 淋巴细胞差异表达基因的初步研究 . 中国中西医结合杂志，2006，26（12）：1082-1085.

16. 杨宏新，闫晓红，王妍，等 .CD^+4、CD^+8 在肺气虚证大鼠肺和皮肤中的表达及其生物学意义 . 中华中医药学刊，2008，26（7）：1538-1540.

17. 侯辉，李洁 . 慢性支气管炎支气管肺泡灌洗液中白细胞数量和 IgA、IgG 含量观察 . 湖南中医杂志，2002，18（3）：10-11.

18. 李泽庚，王国俊，彭波，等 . 肺气虚证患者的高分辨 CT 研究 . 成都中医药大学学报，2008，31（2）：14-17.

19. 李泽庚，彭波，王桂珍，等 . 肺气虚证模型大鼠的影像学表现 . 甘肃中医学院学报，2007，24（3）：6-8.

20. 方志斌，蔡圣荣，黄开泉，等 . 肺气肿肺气虚证大鼠血气分析、血中细胞因子及肺组织病理学的改变 . 安徽中医学院学报，2003，22（6）：34-37.

21. 尹婷婷，李泽庚，王婕琼，等 ."肺气虚失治节"与慢性阻塞性肺疾病肺血管收缩 . 长春中医药大学学报，2014，30（4）：573-575.

22. Kocic I，Sztormowska K.Pulmonary hypertension modifies responsiveness of sinoatrial cells of rat hearts to adrenomimetics and activators of ATP-sensitive K+ channels in a gender-dependent way.J Physiol Pharmacol，2009，60（1）：165-169.

23. 王传博，李泽庚，彭波，等 .COPD 并发肺动脉高压的研究概况 . 临床肺科杂志，2011，16（10）：1577-1579.

24. 刘涌，赵蜀军，蔡圣荣，等 . 慢性支气管炎肺气虚证大鼠丙二醛、肿瘤坏死因子 -α 的改变及意义 . 中医药临床杂志，2007，19（1）：26-27.

25. 李振卿，倪静，方朝义 . 慢性支气管炎肺气虚证大鼠转化生长因子 -$β_1$ 的变化及其意义 . 河北中医，2011，33（2）：265-266.

26. 王彦霞，陈莹，李庆威，等.COPD 患者外周血单个核细胞中 TNF-α、IL-8 和 IL-10 的测定及意义.河北医药，2012，34（3）：335-337.

27. 广西中医学院中医理论研究室.肺气虚证的实质研究.广西中医药，1981（4）：33.

28. 宋卫东，赵江云，刘中本.肺气虚证局部神经功能紊乱对肺泡巨噬细胞的影响.中国中医基础医学杂志，1997，3（2）：31-33.

29. 赵江云，宋卫东，刘中本，等.肺气虚证局部内分泌功能紊乱对肺泡巨噬细胞的影响.中国中医基础医学院杂志，1996，2（2）：16-18

30. 李泽庚，王国俊，彭波，等.肺气虚证和肺阴虚证蛋白芯片研究.中华中医药学刊，2010，28（4）：705-707.

31. 王煜，张竹君，浦斌红，等.补肺益寿合剂 I 号对肺气虚大鼠 ET-1mRNA 表达的影响.中国中医药科技，2008，15（4）：262.

32. 刘又宁.实用临床呼吸病学.北京：科学技术文献出版社，2007：312-321.

33. 周晖，唐万平，颜晓玉.营养治疗对慢性阻塞性肺疾病急性加重期患者预后的影响.四川医学，2011，32（4）：515-516.

34. 马吉勇，孙丽华.静脉营养对 AECOPD 机械通气患者肺功能的影响.临床肺科杂志，2009，14（12）：1607-1608.

35. Kythreotis P, Kokkini A, Avgeropoulou S, et al. Plasma leptin and insulin-like growth factor I levels during acute exacerbations of chronic obstructive pulmonary disease.BMC Pulm Med, 2009, 9：11.

36. 陈济明，宋冰，杜秀芳，等.慢性阻塞性肺疾病患者血清瘦素表达 Meta 分析.中国老年学杂志，2014，34（1）：73-77.

37. 张先明，杜娟，龙启忠. 慢性阻塞性肺疾病稳定期患者营养不良与血清瘦素、IL-6 的相关研究. 贵州医药，2011，35（4）：294-296.

38. 韩云，许银姬，林琳. 慢性阻塞性肺病中肺气虚和脾气虚患者呼吸功能的差别. 广州中医药大学学报，2002，19（3）：177-179.

39. 耿翠萍，郭式敦，于晓敏. 慢性阻塞性肺疾病营养不良的发生机制及其对机体的影响. 泰山医学院学报，2008，29（12）：1017-1020.

40. 沈宏韬，顾雪峰. 慢性阻塞性肺疾病营养状况与甲状腺激素水平的关系. 蚌埠医学院学报，2011，36（10）：1081-1083.

41. 崈冰，胡天成，陈绍平，等. 六君子汤对 COPD 稳定期氧化 / 抗氧化失衡的影响. 中医药临床杂志，2006，18（3）：262-263.

42. 宫枚. 慢性阻塞性肺病对呼吸及全身运动生理功能的影响. 中国冶金工业医学杂志，1999（6）：375-377.

43. 杨玲，徐卫国. 合成代谢激素与 COPD 的营养学关系. 国外医学：呼吸系统分册，2001，21（4）：190-191.

44. 张伟，邵雨萌，张心月. 人参蛤蚧散对慢性阻塞性肺疾病大鼠细胞因子及 Th1/Th2 失衡的干预作用. 辽宁中医杂志，2006，33（8）：1034-1036.

45. 张伟，邵雨萌，张心月. 人参蛤蚧散对慢阻肺模型大鼠核因子 κB 和 γ-GCS 表达的干预作用. 山东中医药大学学报，2006，30（5）：399-401.

COPD 与肺部菌群

近几年，肠道菌群问题引起了大家的广泛关注，它可能与多种疾病的发生、发展密切相关，包括呼吸系统的 COPD 和阻塞性睡眠呼吸暂停低通气综合征等。

COPD 是一种常见的可以预防和治疗的疾病。COPD 急性加重是影响疾病进展和预后的重要因素。近年来人们通过新一代测序分析技术发现人体不同部位的菌群与多种疾病存在普遍联系，如肠道菌群、皮肤菌群、阴道菌群、口腔菌群及肺部菌群，并发现 COPD 的发病、急性发作与肺部菌群的关系十分密切，认真研究肺部菌群与 COPD 之间的关系可能为有效防治 COPD 另辟蹊径。

71. COPD 患者肺部菌群常见种类

2010 年，Hilty 等对哮喘患者及 COPD 患者肺部菌群进行研究，结果发现，与对照组相比，5 例 COPD 患者肺部变形菌门相对丰度增加，而拟杆菌门相对丰度降低，嗜血杆菌属明显增加。

Cabrera-Rubio 分析了 8 例 COPD 患者 4 种不同标本，包括痰、气管抽吸液、支气管肺泡灌洗液和气道黏膜组织，同样发现常见的 4 大菌门（厚壁菌门、拟杆菌门、变形菌门和放线菌门）和 7 大菌属（普世菌属、莫拉氏菌属、嗜血杆菌属、不动杆菌属、梭菌属、奈瑟菌属等），同时他们发现支气管肺泡灌洗液和气道黏膜组织中的菌属结构相似，但上呼吸道获取的标本（痰和气管抽吸物）的菌属多样性降低，以拟杆菌门和厚壁菌门占主导地位。

Singh 等比较了 22 例 COPD 患者和 10 例对照者支气管肺泡灌洗液菌群情况发现，菌群变化不仅与疾病状态相关，还与吸入的支气管舒张剂和（或）ICS 有关。

Sze 等收集了外科手术患者的肺组织标本，结果发现，COPD 患者与吸烟对照组和非吸烟对照组相比，厚壁菌门丰度增加，拟杆菌门及变形菌门变化不大，厚壁菌门中以乳酸杆菌增加明显。

72. COPD 急性加重期肺部菌群变化

Millares 等对比了同一患者稳定期和急性加重期 COPD 的痰液标本，发现急性加重期假单胞菌属、嗜血杆菌属和莫拉菌属相对丰度增加。

Molyneaux 等收集了 COPD 患者稳定期和急性加重期痰液

标本分析后发现，病毒感染后菌群向变形菌门转变，这可以解释 COPD 急性加重期假单胞菌属丰度增加。基于肺组织的测序研究结果显示，重度 COPD 患者厚壁菌门相对丰度增加，其中主要是乳酸杆菌属增加明显。

73. 肺部及肠道菌群对肺部免疫功能的影响

肺部菌群的变化会影响到 COPD 患者的免疫功能。

Yadava 等通过肺气肿小鼠模型观察肺部菌群变化与免疫功能的关系，他们对于无特定病原体（SPF）和无菌两组小鼠分别给予脂多糖（LPS）或弹性蛋白酶滴鼻 4 周，建模后发现模型组与健康组相比，肺部菌群多样性和丰度降低，普世菌属消失，肺部菌群负荷量减少，与 IL-17 降低相关。给予无菌小鼠富含菌液滴鼻后 IL-17 升高，小鼠肺部炎症明显减少。但目前尚无试验证实到底肺部哪种菌群会影响到 IL-17。

越来越多的研究显示，肠道菌群在机体固有免疫中起重要的调节作用。在生命早期阶段，肠道菌群发展对肺部免疫反应的调节具有重要影响。如果干扰了正常肠道菌群，肺部更容易受到病原菌感染，如肺炎克雷伯杆菌和病毒。因此推测，肠道菌群的改变导致机体固有免疫和适应性免疫异常，进而影响慢性气道炎症的进展。长期使用抗生素可以造成肠道菌群失调，同样可以引起肺部免疫受损。

74. COPD 患者的肠道菌群

迄今为止尚无系统的大样本调查研究 COPD 患者肠道菌群的变化。已有研究显示，在健康的吸烟者中，其粪便菌群中的拟杆菌属——普雷沃氏菌丰度增加，而厚壁菌门与拟杆菌门的比率降低。吸烟者双歧杆菌属的丰度降低。一些益生菌可能有益于 COPD 患者，特别是用作早期预防性干预口服干酪乳杆菌可以改善成年男性吸烟者外周血中自然杀伤细胞的功能缺陷，而短双歧杆菌和鼠李乳杆菌不仅可以减轻 COPD 小鼠模型中的肺病理改变，还可以减轻香烟烟雾提取物刺激后巨噬细胞的炎性反应。此外，增加短链脂肪酸的摄入可以减轻弹性蛋白酶诱导的炎症和肺气肿。但是目前尚缺乏纵向性或干预性研究，所以肠道或呼吸道菌群的变化与 COPD 之间的关系尚不确定，很可能是两者同时并存，相互影响，在环境刺激和疾病影响下，引起菌群失调，后者反过来促进 COPD 的疾病进展。

我们需要更多的研究来关注 COPD 患者肺部菌群和肠道菌群变化、效应及其机制，还有菌群变化与局部、全身免疫的关系。

参考文献

1. 孙凯强，史建刚. 肠道菌群：原发性骨质疏松症防治新思路. 中华医学杂志，2018，98（9）：715-717.

2. 张晋东，段丽萍. 小胶质细胞与菌群－肠－脑轴的关系. 中华医学杂志，

2017，97（33）：2631-2634.

3. 韩济璇，房静远.肠道微生物与结直肠癌.中华医学杂志，2017，97（28）：2230-2233.

4. 莫睿，孙玉发，杨云生.肠道微生物与神经变性疾病.中华内科杂志，2017，56（7）：523-525.

5. 李文彬，李景南.肠道菌群与溃疡性结肠炎癌变的研究进展.中华消化杂志，2017，37（5）：353-355.

6. 王子恺，杨云生，孙刚，等.膳食因素对肠道菌群的影响.中华消化杂志，2017，37（2）：137-140.

7. 魏慧，段丽萍.膳食对肠道菌群结构、代谢和功能影响的研究进展.中华消化杂志，2017，37（9）：642-644.

8. 何毓珏，林锦骠，欧启水.口腔和肠道微生物在类风湿关节炎发病中的研究进展.中华风湿病学杂志，2017，21（2）.

9. 董幼丹，王晓非.肠道菌群的功与过：类风湿关节炎诊治中的新思考.中华风湿病学杂志，2017，21（3）：145-148.

10. 吕梦楠，韩明哲.肠道微生物与移植物抗宿主病研究进展.中华血液学杂志，2017，38（12）：1085-1088.

11. 马明剑，吴健.肠道菌群失衡与非酒精性脂肪性肝病之间的关系.中华肝脏病杂志，2017，25（10）：789-793.

12. 胡坚.生命早期黏膜免疫与呼吸变态反应易患性.中华实用儿科临床杂志，2017，32（9）：641-644.

13. 李伟然，汪志凌，万朝敏.肠道菌群与"肠-肺"轴之间的关系.中华实用儿科临床杂志，2017，32（7）：548-551.

14. 刘杰，胡纯纯，徐秀. 肠道微生物与神经发育及孤独症谱系障碍相关性的研究进展. 中华实用儿科临床杂志，2017，32（19）：1518-1520.

15. 马硕怡，周新民. 肠道菌群与慢性肝脏疾病关系的研究进展. 中华全科医师杂志，2018，17（1）：70-73.

16. 吴艳芳，方秀才. 益生菌在免疫缺陷人群中应用的利与弊. 中华全科医师杂志，2017，16（9）：722-725.

17. 刘佳，王哲. 肠道微生物群与艾滋病疾病进展. 中华流行病学杂志，2017，38（8）：1145-1150.

18. 王茂清，李颖，孙长颢. 肠道菌群与膳食及营养相关疾病的关系. 中华预防医学杂志，2018，52（2）：195-200.

19. 薛畅，李强. 肠道菌群与肥胖关系研究进展. 中国实用内科杂志，2017，37（1）：76-79.

20. 张鑫，熊叶，马可，等. 肺部菌群与慢性阻塞性肺疾病. 中国实用内科杂志，2017（8）：769-771.

21. 刘红宏. 肠道菌群及其代谢产物与动脉粥样硬化的研究进展. 中国循环杂志，2017，32（12）：1237-1239.

22. 胥婧，刘齐雨，李可，等. 肠道菌群通过脑肠轴影响肿瘤的发生发展. 中国肿瘤临床，2017，44（17）：886-889.

23. 花蕾，敬兆飞，靳家扬，等. 肠道菌群调控炎症微环境在结肠癌中的作用及机制研究进展. 中国免疫学杂志，2017，33（4）：625-629.

24. 庞冰玉，姜雅菲，李颖，等. 肠道菌群与肠道外肿瘤关系的研究进展. 实用医学杂志，2017，33（20）：3488-3491.

25.杨群芳，刘承云，郑华波.肠道菌群与血管疾病相关性的研究进展.临床心血管病杂志，2017，33（10）：931-933.

26.范克新，齐曦明，乔华.肠道菌群与睡眠呼吸暂停低通气综合征关系的研究进展.中华结核和呼吸杂志，2018，41（7）：566-568.

应加强对 COPD 卫生经济学的关注

随着人口的迅速增长，对医疗卫生保健工作提出了更高的要求。目前，老年人口比例逐年增加，慢性病占疾病比例逐年增加，卫生保健技术发展迅速，新药不断涌现，高级医疗仪器设备不断问世，处于信息时代的医生努力跟踪医学研究的进展，应用高新技术诊治疾病。同时，患者已从过去的被动就医状态向主动保健状态转变。上述各种因素综合作用使得医疗卫生保健费用迅速增长，医疗保健经费预算远远跟不上医疗费用上涨的速度。在卫生保健经济需求和实际能够提供的卫生资源之间出现了矛盾，而且社会要求最大限度地充分利用所花费的医疗保健费用。我国人口众多，医疗卫生资源不足，因此进行卫生经济学研究和应用显得尤为必要。

卫生经济学是一门研究卫生保健中的经济规律及其应用的学科。它运用经济学的基本原理和方法研究如何将有限的卫生资源进行最优分配，对各项卫生措施进行经济学评价。卫生经济学评价的目的就是使有限的医疗卫生资源充分发挥其最大的社会经济效益。

75. 临床医生应该了解一些卫生经济学的知识

经济学评价可以帮助解决许多临床卫生事件中的决策问题：①特定情况下如何选择适宜的治疗方案；②选择适当的干预时机；③决定在什么地点提供医疗服务最好，医院、社区还是家中；④针对不同卫生问题的可选方案，如果在同一地区存在多个需要解决的问题，如何选择最需要解决而又能取得良好效果的项目和方案；⑤同一方案的不同规模研究。

卫生经济分析和评价方法就是从对社会是否有利的角度出发，用经济学的基本原理和方法对不同的卫生措施进行比较，在此基础上做出经济分析，提供经济学上的证据。而卫生决策者依据这些证据做出正确的决策，这就是经济评价的目的和意义。

临床经济学是近年发展起来的一门边缘学科，是卫生经济学的一个分支。它是在经济学理论指导下用经济学的原理和方法对诊疗方案、临床用药、仪器设备进行评价，为临床人员和卫生政策制定者提供决策信息。

临床医师是使用医疗保健资源的守门人，占总人口不到0.05%的医务保健人员可以支配占国民生产总值5%～10%的卫生费用。为了最高效率地用好这笔资金，临床评价不仅要测定每一项卫生保健措施的效果和效力，还应在此基础上进行效率分析，这样才能提供证据，使临床医师在日常工作中对诊断、治疗和预防做出正确决策。

成本的确定通常包括以下内容：

①直接成本：包括卫生服务成本，系直接提供医疗服务所花费的成本。直接医疗成本是指卫生服务过程中用于治疗、预防、保健的成本，包括住院费、药费、医疗费、实验室检查费、影像学检查费、手术费、家庭病床费、康复费用及假肢等费用。而直接非医疗成本是指患者因病就诊或住院所花费的非医疗服务个人成本，如患者的伙食、交通、住宿、家庭护理、由于疾病需要添置的衣服、患者住院后家属探望的路费、外地患者家属的住宿费等。

②间接成本：是指由疾病而丧失的社会成本，包括与病残率相关的成本。由于病假和疾病引起工作能力减退，甚至长期失去劳动力所造成的损失，如因病损失的工资、奖金及丧失劳动生产能力造成的误工产值。间接成本还包括与死亡率有关的成本，即由于病死所造成的损失。

在卫生经济学中，效果主要是指卫生服务产出的结果，效益强调的是用货币衡量的效果，效用指人们对不同健康水平和生命质量的满意程度。与国外相比，我国卫生经济学评价技术的应用还是比较落后的，卫生经济学研究在整个医学研究中占的比例还很少，相关的临床诊疗经济学评价文章也很少，其中大部分是临床治疗方案的选择、药品经济学研究等。总之，我国不仅在有关卫生经济学研究的数量少，评价方法上也有待进一步提高。

目前用于临床卫生经济分析主要包括以下几种类型：

（1）最小成本分析（CMA）：也称为成本确定分析。比较成果相似的各种方法，然后根据成本提出最佳策略。该类型是假设不同医疗措施的治疗结果相同，确定不同医疗措施所消耗的成本，然后选择成本低的措施，测定结果以提供每一项服务所花的成本来表示。

（2）成本效果分析（CEA）：是将成本和效果结合在一起考虑，不仅研究卫生规划和医疗措施的成本，同时还研究卫生规划的结果。它测定的是某一项措施的净成本及成本消耗后得到的效果。其表示方法为每单位效果所消耗的成本，或每一增加的效果需要耗费的增量成本。成本效果分析是用来确定最有效的使用有限资源的一种分析方法，也是目前在医疗保健领域中应用的完整经济学评价方法中最常用的一种。成本－效果比（cost effectiveness，C/E）是 CEA 另外一种表示方法，即每延长一个生命年、挽回一例死亡病例、诊断出一例新病例或改变一个结果单位所消耗的成本。C/E 越小，就越有效果。

（3）成本效用分析（CUA）：是 CEA 分析的一种特殊形式。由于 CEA 不能用于比较两个完全不同的卫生项目，因此，人们提出了成本效用分析。其具体的做法是将分母单位都化为质量调整生命年（QALY），然后进行成本效用分析，这样就可以对两者进行比较。

（4）成本效益分析（CBA）：是将医疗服务的成本和效果都用货币单位来表示，用相同的单位来分析所消耗的成本是否值得，常用效益成本或净效益来表示。

76. COPD 的卫生经济学形势将越来越严峻，需要引起重视

国际研究结果显示，在全球疾病负担中，1990 年时 COPD 在总死因中居第 6 位，而到 2020 年将上升到第 3 位，COPD 将带来沉重的经济负担。欧盟呼吸道疾病总的直接花费占医疗保健预算总额的 6%，而 COPD 占呼吸道疾病花费的 56%。美国 COPD 预算直接花费为 295 亿美元，间接花费为 204 亿美元。

COPD 急性加重是卫生保健系统中 COPD 负担的主要方面，其严重程度与医疗卫生花费直接相关，随着疾病进展花费的比例会逐渐增加。通常情况下，人们总是低估家庭护理的直接医疗费用，忽略 COPD 患者家属照顾患者本身的经济费用。在发展中国家，直接医疗花费没有疾病对工作和家庭生产力的影响更明显。因为卫生保健部门不会为严重丧失劳动能力的 COPD 患者提供长期的支持性保健措施，这将导致两个人离开工作单位，即患者和一个必须在家里照顾患者的家庭成员。人力资本经常是发展中国家最重要的资产，COPD 的间接花费对他们的经济将产生严重的威胁。

全球疾病负担研究者应用一种能够反映健康问题负担的复合

指标，即伤残调整生命年（DALY）来评估由于疾病和损伤而引起的死亡率和致残率。特定疾病的 DALY 是指在校正残疾严重度后由于过早死亡导致生命年减少和劳动力丧失的生命年数。1990年全球 DALY 下降原因中 COPD 排在第 12 位，预计到 2030 年将上升到第 7 位。

77. 我国关于 COPD 卫生经济学的研究亟须广泛开展

早在 1995 年，我们即着手对肺源性心脏病患者住院费用进行研究，我们回顾性地分析了北京大学人民医院 1992—1994 年收治的 179 例（257 例次）肺心病患者的住院费用。结果表明，3 年内住院费用共 272 万元，每例平均住院费用 9832 元，万元以上的共有 84 例次，占总例次的 32.7%。

公费医疗者每例次平均住院费用为 10 977 元，显著高于自费者（4593 元），3 年来住院费用逐年上升，其中居于首位的是药费，占 61.13%。文章的讨论中指出，肺源性心脏病住院费用中资源消耗最多的是药品，尤其是各种抗生素，其次是治疗费用和检验费。为了有效控制医疗经费开支，首先要注意合理用药，特别是抗生素类药物，力求做到兼顾高疗效和低费用两个方面。进行实验室检查时应当有的放矢，尽量减少不必要和意义不大的检查项目，应用呼吸机时最好采用"早上快下"的办法，这样不仅可以收到较好的疗效，还可以减少医疗费用。

　　我们强调指出，许多慢性病，如肺源性心脏病常常伴随患者终生，而住院治疗只是整个病程中一个短暂的环节，家庭医疗保健才是最重要的治疗手段。医务人员必须从目前这种消极被动的局面中解脱出来，着眼并致力于肺源性心脏病的早期和初期阶段的防治工作，诸如积极防治慢性支气管炎、上呼吸道感染，提倡戒烟。从卫生经济学的观点来看，加强慢性病的预防可以用较少的投入取得较好的效益。然而，我们必须看到疾病的预防工作是一项比较长期的工作，其效果是缓慢产生和逐渐体现出来的。经费投入后往往需要经过几年，甚至十几年或更长的时间才能显示出明显的效果，所以必须从根本上克服疾病防治观念上的局限性。

　　此项研究完成后曾在全国性呼吸病研讨会上交流，当时大家曾为肺源性心脏病产生如此高额的住院费用感到吃惊，但是很多人依然觉得这件事与呼吸科医生关系不大，因而没有得到大家的重视。这一研究曾投稿到专业期刊，但以这项研究与呼吸专业关系不大而退稿，最后发表在 1996 年《中华医院管理杂志》上，可见当时国内很多人对于 COPD 和肺源性心脏病的疾病负担及卫生经济学缺乏足够的认识和重视。

　　事隔 10 年，我们牵头与周新、谢灿茂、梁宗安、陈萍、吴昌归教授共同完成了一项名为《慢性阻塞性肺疾病对中国部分城市患者生命质量和经济负担的影响》的多中心横断面调查研究。具体的做法是对北京、上海、广州、成都、沈阳、西安 6 个城市 24 家医院确诊的 723 例 COPD 患者进行面对面访问，重点是 2005—2006 年 1 年内医疗资源利用情况及其他相关费用。本次调查结果显示，中国部分城市每年用于 COPD 的直接医疗费用人均 11 744 元，直接非医疗费用为 1570 元，在职 COPD 患者每人每年因病平均误工 17 天，家属因为照顾 COPD 患者平均误工 14 天。

国内流行病学调查结果显示，城镇 40 岁以上人群中 COPD 患病率为 8.2%，约 37% 的 COPD 得到诊断。假设一经诊断即进行治疗，那么可以推算出中国城镇每年用于 COPD 的直接医疗费用高达 890 亿元人民币，尚不包括直接非医疗费用和间接费用。这对于一个发展中国家而言，其负担的沉重是不言而喻的。调查结果还显示，COPD 患者每年的直接医疗费用占家庭总收入的 40%，这对于患者的家庭来说是一个十分沉重的负担。

如果只考虑直接医疗费用则会过低地估计全社会用于 COPD 的整体负担。由于 COPD 患者家庭成员需要提供给患者医疗照顾，这样产生的经济负担也很重。COPD 迫使患者本人离开其工作岗位，无法继续工作，其家庭成员还必须请假照顾这些丧失劳动能力的患者，这种损失是双重的。发展中国家人力资源是最重要的自然资源，COPD 所造成的经济损失可能代表了最严重的经济威胁。在讨论中我们指出，COPD 是一种高负担疾病，包括直接经济负担和间接经济负担。结论认为，COPD 城市患者的生命质量差，并给患者家庭和社会造成沉重经济负担，所以应该大力加强对 COPD 的干预，特别是对稳定期 COPD 的干预，以减少 COPD 的发病和加重。

以上研究结果显示，由于国内 COPD 患者的病情控制不良严重影响了患者的生命质量，给患者的家庭甚至社会带来沉重的经济负担，COPD 已经成为一个重要的公共卫生问题。为了从根本上减少 COPD 的负担和影响，我们必须大力加强 COPD 的规范治疗，提高治疗水平，特别是要在稳定期 COPD 患者身上下工夫。除了做好患者的教育、干预和管理工作外，更重要的是必须从根本上预防和减少 COPD 的发病，尤其是切实做好控烟工作，减少室内外空气污染，搞好职业防护，减少病毒性上呼吸道感染等，全方位、多层次提高 COPD 的防控水平。

此文是国内第一篇关于城市 COPD 患者卫生经济负担的多中心大样本调查报告，此后也被广泛引用。近年来，国内只有少量文献报道 COPD 的医疗卫生经济学内容，但大多不够全面和系统，这使我们感到不安和焦虑。目前我们在 COPD 负担和卫生经济学研究方面空白太多，很多方面我们缺乏基本数据，因而在国际舞台上缺少话语权，所以，我们建议对我国的 COPD 卫生经济学应进行全面系统的调查，包括以下几个方面。

（1）每一年稳定期的 COPD 患者规范治疗的医疗经费开支为多少，城乡患者中医疗经费报销的比例为多大，个人承担的比例为多大。

（2）每年因 COPD 急性加重，门诊、急诊和住院医疗费用为多少，间接费用为多少。

（3）每年用于 COPD 患者终末期（包括 RICU）的医疗费用为多少。

（4）我国 COPD 患者因为失能、短寿造成的社会经济损失有多大。

参考文献

1. 王家良. 临床流行病学：临床科研设计、衡量与评价. 上海：上海科学技术出版社，2001：345-357.

2. 何权瀛，唐爱平，陈淑萍，等. 179 例（257 例次）肺心病患者住院费用分析. 中华医院管理杂志，1996，12（1）：36-38.

3. 何权瀛，学会正确运用药物经济学原理和方法. 中国医药导刊，2000，2（3）：48-50.

4. 何权瀛，周新，谢灿茂，等. 慢性阻塞性肺疾病对中国部分城市患者生命质量和经济负担的影响. 中华结核和呼吸杂志，2009，32（4）：253-257.

5. 任建平，李华，毛正中，等. 慢性阻塞性肺疾病患者的经济负担及其影响因素研究. 卫生经济研究，2002（10）：16-17.

6. 张本，张媛，杨季云，等. 成都市社区慢性阻塞性肺疾病患者直接经济负担及其影响因素分析. 卫生研究，2007，36（6）：706-710.

7. 陈英. 慢性阻塞性肺疾病患者的经济负担状况调查. 医学与社会，2010，23（8）：23-25.

8. 郭子强，王心旺. 慢性阻塞性肺疾病住院患者的疾病经济负担研究. 中国卫生统计，2010，27（4）：345-350.

9.陈淑靖，白春学，顾宇彤.上海市某三级甲等医院慢性阻塞性肺疾病的社会经济学的初步探讨.上海医学，2010，33（9）：849-852.

10.张云娜，徐飚，何成普，等.165 例慢性阻塞性肺疾病患者经济负担结构方程模型的分析.心肺血管病杂志，2012，31（3）：229-231.

11.徐满，何成普，罗英，等.成华区慢性阻塞性肺疾病患者疾病经济负担及其影响因素调查.预防医学情报杂志，2013，29（10）：889-892.

12.刘明，孙丽华，刘国恩.中国城镇居民五种慢性疾病的经济负担和经济风险.北京大学学报（医学版），2014，46（5）：782-789.

13.朱永芬，蔡乐，崔文龙，等.云南省富民县吸烟相关慢性阻塞性肺病的经济负担研究.昆明医科大学学报，2014，35（12）：34-37.

14.史碧君，张涛，崔军，等.浙江省宁波市社区 803 名慢性阻塞性肺疾病患者直接经济负担分析.疾病监测，2015，30（4）：300-304.

15.黄娟.北京市某三甲医院慢性阻塞性肺疾病住院患者直接经济负担影响因素分析.医学与社会，2015，28（7）：19-22.

16.李建，冯芮华，崔月颖，等.我国三级医院药物治疗慢阻肺患者的经济负担分析.中国卫生经济，2015，34（9）：66-68.

COPD 的预防

78. COPD 的一级预防

COPD 的一级预防以控制主要危险因素为主要内容，健康教育和健康促进为其主要手段，实施全人群的一级预防是降低 COPD 发生率的关键。2017 年和 2018 年 GOLD 明确指出影响 COPD 发生、发展的因素主要包括以下几个方面。

①遗传因素：已有报道，遗传性危害因素主要是先天性 α1-抗胰蛋白酶缺乏，这个问题在国内并不突出。大量研究显示，COPD 发病具有明显的家族聚集倾向，提示多种基因和环境因素可能共同影响 COPD 的易感性。

②年龄和性别：研究表明，在我国男性的患病率高于女性，同时随着年龄的增加，COPD 的患病率会相应增高。

③肺的生长发育：大量研究提示，在胚胎期及儿童时期，凡是可以影响到肺生长发育的因素均具有潜在的增加 COPD 的

风险。其中最关键的是出生低体重和儿童时期下呼吸道感染对于 COPD 的发病具有重要影响。

④颗粒物暴露：吸烟是目前最常见的 COPD 的高危因素，与不吸烟者相比，吸烟者出现呼吸道症状和肺功能异常的比例更高，每年 FEV_1 下降的速度更快，COPD 相关病死率更高。值得注意的是，被动吸烟也会导致呼吸道症状和 COPD。怀孕期间孕妇吸烟可能会影响到胎儿肺的生长发育和免疫系统功能，使胎儿出生后患病风险增加。其次，职业性暴露是一个长期被低估的重要危险因素，这些暴露主要有有机粉尘和无机粉尘。此外，近年来由于工业生产和汽车保有量的增加，空气污染特别是 PM2.5 对于 COPD 的发病产生了重要的影响。

⑤社会经济状态：社会经济状态较低和 COPD 的风险有关，发生 COPD 的风险与社会经济状态呈负相关。这其中可能与室内外空气污染、拥挤、营养状态差、感染或其他因素相关。

⑥哮喘和气道高反应性：流行病学研究提示，纠正吸烟因素之后，成年哮喘患者发生 COPD 的风险是无哮喘者的 12 倍。另有研究显示，约 20% 的哮喘患者将来可能发生不可逆性气流受限、弥散功能下降。欧洲社区呼吸健康研究显示，气道高反应性是仅次于吸烟的重要的 COPD 危险因素，占人群归因风险的 15%。

⑦慢性支气管炎：年轻的成年吸烟者发生慢性支气管炎会显著增加 COPD 发病风险。

⑧感染：除了幼年时期反复发生下呼吸道感染以外，成年时反复发生呼吸道感染对于 COPD 的发病也具有重要作用。此外，在发展中国家肺结核病可能也是 COPD 发病危险因素。

鉴于以上认识，目前对于 COPD 的一级预防措施如下。

①控制吸烟，提倡不吸烟，已吸烟者尽早戒烟。这是预防 COPD 最直接和有效的措施。

②减少职业暴露，包括实施湿式作业、封闭尘源、加强通风和个人防护。

③加强环境保护，改善空气质量。改善烹饪环境，减少室内油烟污染。

④预防呼吸道疾病，早期治疗慢性支气管炎和支气管哮喘，防止其演变为 COPD。特别应当关注儿童时期下呼吸道感染的预防和治疗。

⑤进行健康教育，增强人们对 COPD 的认识，加强体育锻炼，增强免疫率。

⑥开展社区服务，提高社区医疗服务质量，培训基层社区服务人员，加强社区卫生服务对 COPD 的预防控制观念。

其中，控烟和改善大气环境对于预防 COPD 尤为重要，因此笔者进一步详细阐述这两个问题。

79. 吸烟与 COPD 的关系

已有相关研究显示，吸烟与 COPD 之间存在明确的剂量反应关系，吸烟者的吸烟量越大，开始吸烟年龄越早，发生 COPD 的风险越高，且女性比男性更容易患 COPD。在欧美的 12 个国家，2005—2010 年共同开展的多中心前瞻性观察性研究证实，吸烟的包年数越多，COPD 患者的肺功能越差，正在吸烟的 COPD 患者肺功能下降速度更快。中国成人肺部健康研究结果显示，校正了性别、年龄、城乡等因素后，吸烟包年数 ≥ 20 的人群患 COPD 的风险是不吸烟人群的 1.95 倍，有充分证据表明，吸烟可以导致 COPD 的发生，而戒烟是减缓 COPD 患者肺功能加速下降的关键措施。作为 COPD 高危人群的吸烟者，即使没有明显的症状，肺功能可能已经受损，同样需要重视 COPD 的筛查。大量研究结果显示，COPD 的各种危险因素中，首当其冲的是吸烟。吸烟不仅可以引发 COPD，同时如果患者继续吸烟，还会显著加速 COPD 的发展。因此，有效实施控烟是预防 COPD 的首要措施。多年来，我们曾就人群中戒烟问题提出过一系列建议，但成效不大，这里仍旧想重复这些建议。

吸烟会对人体健康产生一系列的严重危害。有大量充分的证据说明，长期吸烟可以导致肺癌、口腔和鼻咽部的恶性肿瘤、喉癌、食管癌、胃癌、肝癌、胰腺癌、肾癌、膀胱癌和宫颈癌。已有充分的证据表明，长期吸烟可以导致 COPD，增加肺结核和呼吸道感染性疾病的发病风险。吸烟会损伤血管内皮功能，导致动脉粥样硬化，使动脉管腔变窄，血管受阻，从而引发多种心脑血管疾病。吸烟还可以导致 2 型糖尿病，并且增加糖尿病患者发生大血管、微血管并发症的风险，影响疾病的预后。烟草烟雾中还含有多种有害物质，会影响人体发育和生殖功能。

我国是世界上最大的烟草生产国和消费国。吸烟对人民群众的生命健康已经造成了并且正在继续造成广泛、持久的危害。据调查，目前我国吸烟人群超过 3 亿人，仍有 7.4 亿不吸烟者经常遭受二手烟的危害，即被动吸烟。我国每年因吸烟相关疾病导致死亡人数超过 100 万。如果对吸烟问题不采取有力措施，预计到 2050 年，每年因吸烟相关疾病导致死亡人数将突破 300 万，将成为人民群众生命健康和社会经济发展难以承受之重。与此形成鲜明对比的是，多年来我国控烟工作一直收效不大，在控烟问题上远远落后于控烟先进国家，有损于我国的国际形象。

我们不能无视上述问题无限期地拖延，必须采取一切得力措施，尽快、有效地改变我国控烟不力的局面，为此特提出以下建议：

（1）将戒烟药物尽快列入国家公费医疗和医保药物目录中

现已明确烟草依赖是一种慢性病。既然烟草依赖是一种疾病，而治疗疾病则需要一定的药物。大量事实证明，光靠吸烟者的意愿、决心和毅力彻底戒烟的成功率只有 3%。如果辅以各种戒烟药物，则会明显提高戒烟成功率，因而建议将目前已证明行之有效的药物，如尼古丁替代药物（贴片和口嚼片）、酒石酸伐尼克兰（畅沛）等尽快纳入国家公费医疗和医保报销目录之中。尽管这样做短时间会增加药费支出，但是必须看到成功戒烟后带来的正面效应和长期获益。

（2）长期吸烟者患病后有权向国家及各省市烟草专卖局索取由于吸烟造成健康损害的赔偿

前面已经很明确地阐述了吸烟对人体健康可以产生一系列的危害，其罪魁祸首就是烟草，因而吸烟者如果已被医疗机构确诊罹患了与烟草相关的疾病，如 COPD、肺鳞状上皮细胞癌等，吸烟者应当有理由和权利向各级烟草公司索赔，这些患者因为长期吸烟，一方面，对其身体健康造成了严重的伤害，另一方面，他们因为购买卷烟向烟草公司提供了大量的税收。国家应当尽快立法，保护烟民的这种合法权利。

（3）对主动罹患烟草相关疾病的患者降低医疗费用报销比率

长期吸烟者一旦患了与烟草相关的疾病，经治医生建议其戒烟但其仍执意继续吸烟者，医保和公费医疗部门有权逐步降低医疗费用报销比率。

长期吸烟与前述多种疾病关系十分明确，而尽快戒烟则明显有助于缓解病情、提高疗效和改善预后，尤其是 COPD 和冠心病。因而应当将有效戒烟视为疾病治疗策略的重要组成部分。如经治医生建议患者戒烟，并且帮助患者制订了相关计划，而患者仍旧执意坚持继续吸烟，医生和医保、公费医疗管理部门有权向患者提出警告，警告后仍无效可以适当降低相关医疗报销比例（如先降低20%～30%），如仍无效，可以进一步增加惩罚力度。这样做有利于督促患者戒烟，同时也符合法理。当然这些需要国家立法，以便医疗单位执行。据悉，某些先进国家早已试行这种制度，而且颇见成效。

（4）脚踏实地解决问题

进一步加大执法力度，切实做好一切公共场所控烟工作，不留死角。

80. 大气污染与 COPD 的关系

下面谈另外一个更重要的问题，即大气污染，特别是 PM2.5 的治理问题。近年来大气污染，尤其是 PM2.5 的危害日趋严重，京津冀地区形势尤为严峻。

2015 年，多次新闻报道全国十大污染城市中，京津冀即占 8 个。2015 年北京市连续两次红色警报，导致学校停课，部分工厂停产，高速公路关闭，数百个航班被取消，严重危害了人民健康，扰乱了人民群众的正常生活秩序。

2016 年冬季，以京津冀为中心的严重雾霾令人揪心。这轮雾霾持续时间长，从 12 月 16 日晚发布红色警报开始到 21 日晚警报解除，持续近 1 周，前所未有。且雾霾危害范围广，涉及 50 个城市，严重雾霾城市达 11 个，其中京津冀及周边地区分别为 40 个和 10 个。北京、天津和石家庄等 28 个城市均系重污染区，地面遥感数据显示雾霾面积达 188 万 km²，其中重度雾霾面积为 92 万 km²。石家庄地区污染最重，连续 40 个小时，空气污染爆表（污染指数 > 1000μg/m³），发布警告期间高速公路封闭，汽车限行，航班大面积延误或被取消，中小学及幼儿园停课放假，给人民生活带来极大的不便。医院门诊量增加，多种慢性呼吸道疾病患者症状加重。这还不算这些污染造成的长期滞后性危害。大家对此忧心忡忡，焦虑不安，急盼并呼吁各级政府及相关部门采取果断有效措施，还老百姓一个蓝天白云，让大家呼吸清洁的空气。

（1）关于大气污染对人体的危害

可以说现在大家对于空气污染和雾霾的危害已经初步有了比较全面的认识和重视，室内空气净化器、各种颜色和型号的口罩销量大幅度增加便是明证。雾霾，特别是 PM2.5 可以引起和加重急性支气管炎、COPD、支气管哮喘、支气管肺癌、冠心病、脑血管病、急性咽喉炎、急性结膜炎等疾病，还可能会有一些我们至今没有认识到的危害。然而大家对其危害的潜伏性、隐蔽性、长期性认识还很不全面、不深刻。

①严重性

众所周知，空气污染，特别是 PM2.5 是引发各种恶性肿瘤（主要是肺癌）的重要病因。据悉，近年来北京市肺癌的发病率和病死率均显著升高，而同期吸烟的人数并没有显著变化，甚至有所减少，可见 PM2.5 对于肺癌发生的影响。而目前肺癌的早期诊断水平不高，许多肺癌患者一旦确诊多属中、晚期，预后很差。

最近 WHO 发布全球空气质量报告显示，2016 年环境（室外）

和室内空气污染导致全球 700 万人死亡，报告称空气污染是慢性非传染性疾病的关键风险因素，空气污染导致了全球 24% 的成人死于心脏病，24% 的成人死于卒中，43% 的成人死于 COPD。空气污染是儿童肺炎的主要危险因素，而肺炎又是 5 岁以下儿童的首要死亡原因。报告显示，在中国每年有将近 200 万人死于环境和室内空气中细颗粒物造成的污染。这些细颗粒物进入肺内和心血管系统，导致卒中、心脏病、肺癌、COPD 和呼吸道感染。在 200 万人中，有一半死于环境空气污染，另一半则是使用非清洁燃料和烹饪造成的室内空气污染所致。统计显示，2016 年中国 PM2.5 的年暴露浓度为 48.8μg/m³，但仍比 WHO 的建议值高出 4 倍。WHO 的空气质量指南呼吁各国将 PM10 年平均值和 PM2.5 年平均值分别降到 20μg/m³ 和 10μg/m³。

②多重性

与吸烟相似，雾霾对人体的危害是多方位、多系统的。首当其冲的当属呼吸系统，可以引起急慢性上呼吸道炎症，还可以引发和加重 COPD、支气管哮喘和肺癌、冠心病和卒中等。

③广泛性

人人都需要呼吸，时时都得呼吸，香烟可以不吸，但是空气不能不吸。从这个角度讲，在雾霾肆虐的日子里人人都是受害者，没有旁观者，大家都无法置之度外，我们每个人都不能独善其身。在橙色或红色警告的日子，减少外出只能有限地减少吸入的雾霾数量，但是并不能从根本上避免雾霾的危害——在目前的状态下，人们很难将室内和室外完全隔绝开来，在雾霾严重的日子，即使居家不外出，也难免遭受雾霾的危害。

④长期性和隐蔽性

我们现在所能看到和感受到的还只是雾霾对人体健康即刻、短时的危害，如急性结膜炎、咽喉炎和急性气管炎，呼吸科门急诊的人数增多了等，更长远、更隐蔽的危害目前尚无法预测和评估。雾霾成分中既有硫氧化物、氮氧化物，还有许多微小的颗粒物，而这些颗粒物又可以吸附许多病毒、细菌等致病微生物。人们长期吸入这些有害的气体和颗粒物，除了可以引起急性毒性反应外，这些气体和颗粒物进入肺内，被吞噬细胞吞噬后进入血液系统乃至全身，可以长期滞留于体内，甚至可以损伤 DNA，造成远期的损害，包括肝功能、肾功能损害，造血系统乃至生殖系统的损害，而这一切我们目前知之甚少，且无法预测，对此绝不可以掉以轻心。

（2）关于雾霾的来源问题

近年来，许多研究机构及新闻媒体在产生雾霾的过程中究竟是哪些部门或领域作用最大的问题上一直争论不休，各执一词，各抒己见，甚至提出核辐射和厨房油烟也是造成雾霾的重要原因。其实问题很简单，只要我们认真统计一下，某个地区当年燃煤的数量及其煤炭的质量，拥有的机动车数量及各种车辆排放尾气的真实数量，再加上当地工业生产及基建工地产生的雾霾，大体上可以明确本地区雾霾的来源。以北京为例，目前北京机动车保有量已达到 561 万辆，年排放各种污染物在 70 万吨左右。机动车尾气在本地 PM2.5 来源中排名首位，占 31.1%，是污染源排放的大头。北京市现在每年燃煤 1200 万吨，其中有 300 万～ 400 万吨散煤，排放的 PM2.5 占全市污染物的 15%，排放的二氧化硫占全市的 37.4%，燃煤污染占总污染的 22.4%，仅次于机动车排放的比例。采暖季节燃煤对污染的影响会更大一些。此外，还有工业生产、道路扬尘及区域性、输送性污染。

环境保护部（原）发布的中国机动车污染防治年报，公布了 2014 年全国机动车污染排放状况。年报显示，我国连续 6 年成为世界上机动车产销第一大国。2014 年全国汽车产量、销量分别达到 2372.3 万辆和 2349.2 万辆，与 1980 年相比，机动车保有量增加了 33 倍。检测结果表明，随着机动车保有量的增加，机动车污染已经为我国空气污染的重要来源，是造成灰霾、光化学烟雾污染的重要原因。环境保护部（原）污染防治司副司长汪键表示，全面实施机动车氮氧化物总量控制，协调推进"车、油、路"同步发展，大力防治机动车尾气排放对大气环境和人民群众健康的影响。

不同地区在不同季节雾霾来源的构成可能会有一定的差别和变化，但是治理雾霾时不应该空谈或没有根据地争论到底哪一种来源影响大，哪一种影响小，关键在于各级政府和相关部门必须以人民健康和生命为重，切实负起责任，认真做好调查研究。2017 年 3 月 2 日北京日报报道，中国科学院的专家明确指出，在我国汽车尾气对大气污染的影响被低估了，我们对此应当认真思考和处理。

（3）正确理解和处理防治雾霾与确保国民经济生产总值增幅的关系

想要彻底地解决雾霾问题势必会涉及很多工业生产话题。换言之，我们在创造国民经济生产总值（GDP）的同时又产生了令人烦恼和可怕的雾霾问题。现在的关键在于如何在两者之间找到一个切实可行的节点，既能最大限度地控制污染空气和对人体健康的危害（这是基础和前提），又能将控制雾霾对国民经济发展的影响降低到最低限度。

GDP 包含的项目很多，不予赘述，但是有一点必须明确和肯定，我们发展国民经济，不断提高国民经济生产总值的最终目的是提高人民生活水平，确保人民健康体质。如果背离了这个根本目标，片面追求 GDP 增长水平，甚至以牺牲人民健康水平为代价，则是本末倒置。我们长期以来提倡以人为本，主要是指人的生存权利，其中核心问题是人的生命和健康，违背了这一点，则背离了发展经济的初衷，陷入荒谬的境地。

诚然，既要发展国民经济，又要保障人民健康，两者之间是矛盾的。人们会问为什么奥运会、APEC 及 2015 年的阅兵期间北京会出现那么理想的蓝天呢？其实大家也都知道，我们是以京津冀地区大面积工厂停产、市内机动车停运为前提和代价的。短时间或几天内是可以的，但长期执行并不现实。这三个特殊时期，短时间出现的蓝天白云，至少告诉我们两点：第一，北京市的雾霾到底源于哪些地方；第二，只要我们下决心治理雾霾，完全可以恢复理想的蓝天白云。现在的关键是我们必须在两者之间找到一个平衡点，最大限度地减少空气污染对人民健康的危害，同时将控制空气污染对国民经济发展的影响降低到最低限度。这必将会对我国政府、科技人员提出挑战，两全其美很难，但是，兼顾两者还是可能的，关键在于我们的出发点是什么。

（4）只争朝夕治雾霾

近年一些政府部门和媒体介绍西方国家治理空气污染的历史经验和教训。借鉴国外，特别是工业和科学技术发达国家经验的做法无可非议，但是必须说明以下两点：

①我们绝不能以借鉴西方发达国家治理空气污染的经验为由，重走西方国家先污染、后治理的老路。为什么我们社会主义国家一定要步西方国家先污染后治理的后尘呢？后治理这本身就说明先污染是有害的，是错误的。我们应当走出一条具有中国特色的少污染，甚至不污染的发展之路。

② 20 世纪 50—80 年代，西方国家，其中以英国为例经历了一个由污染到治理的过程。1952 年 12 月初伦敦出现了极其严重的空气污染，短短几天内造成 4000 多人死亡，10 万多人感染上了呼吸道疾病，一共死亡 12 000 多人。这次事件成为 20 世纪十大环境公害事件之一，先后经历了 20 ～ 30 年的时间。借鉴是可以的，此一时彼一时，此一地彼一地，照搬则不可行。20 世纪

50 年代，英国伦敦等大城市空气污染的主要来源是大工业生产中燃煤而不是机动车辆，及至 2006—2010 年英国才将治理空气污染的关注点转移到机动车造成的污染上，治理措施包括推行低排放车辆、设定低排放新标准、加强交通管理、提倡环保车等。60 余年过去了，伦敦摘掉了"雾都"的帽子，那绝不是靠一阵风吹走的，而是在付出成千上万人生命的惨痛代价，经过政府和人民共同努力换来的。我们绝不能以西方治理空气污染需要几十年作为我们目前治理空气污染不利的理由和依据。

前不久，国家生态环境部有关领导提出，到 2030 年我国雾霾治理达到国际标准。北京市环保局的领导曾提出，到 2030 年北京 PM2.5 年平均浓度达到 35μg/m³。诚然，考虑到目前我国 PM2.5 等污染物的现有水平，将来达到允许的水平（＜ 30μg/m³）的确难度很大。从这个角度上来说，似乎可以理解。然而当我们冷静和仔细考虑一下 PM2.5 对人体健康和危害之后，心情又会怎样呢？从 2016—2030 年，将近 15 年的时间，如果空气质量不达标，PM2.5 仍旧高于国际标准（10μg/m³）几倍，甚至十几倍，那么会造成多少人由此罹患各种严重疾病（包括各种恶性肿瘤），甚至有多少人又会因此丧生，难道我们面对这种严酷的现实，还会处之泰然、置若罔闻吗？在治理雾霾这个问题上，我们必须以只争朝夕的精神从现在做起，从每一个人做起，不能再等 15 年了，代价太大了。

（5）几点具体的建议

2015 年《京津冀协同发展生态环境保护规划》对于京津冀大气污染治理提出了明确的目标：到 2020 年京津冀地区 PM2.5 的浓度要比 2013 年下降 40% 左右，PM2.5 年平均浓度控制在 65μg/m³ 左右。北京市环保局的领导表示，到 2030 年北京市 PM2.5 年均浓度要达到 35μg/m³。形势严峻，任务艰巨，为切实尽快搞好雾霾治理工作，特提出以下几点建议：

①各级政府必须认真贯彻以人为本的理念，正确理解和处理 GDP 与雾霾的关系，发展生产确保 GDP 增幅不是我们最根本的目的；或者说最高的宗旨应是大力提高人民生活水平，保障人民健康，而不是单纯追求 GDP。

②各级政府必须制订出治理雾霾的长远规划和年度计划，明确目标并且有切实可行的措施，落实到具体部门和单位，并且实行最严格的问责制度，将治理雾霾作为考核各级政府官员的重要标准，不达标者要受到惩罚。治理雾霾必须真抓实干，不能依靠老天，天天盼着刮西北风。

③坚决贯彻谁污染谁治理的原则，煤炭企业每年应根据其煤炭销售总量、煤炭级别缴纳相应的治污费，相应的用煤单位每年也要按照燃煤数量及其煤炭的级别缴纳一定数量的治污费。汽车制造和销售单位应根据每年销售汽车的数量和排放尾气水平，缴纳一定的排污费，车主（包括单位和个人）也要按照机动车保有量及尾气排放量缴纳相应的排污费。拒不缴纳者，主管部门有权

限制其机动车出行权利。总之，这方面必须下大决心，以铁腕的力度执法如山，否则，空气污染永无彻底治理之日。

（6）对于雾霾与健康、疾病关系研究的初步建议

政府应当尽早安排足够的人力和财力对于雾霾与健康、疾病的关系进行系统及全面的关系调查，具体建议如下：

①开展动物实验研究，全面了解雾霾成分对于各器官、系统的危害及其机制。

②比较正常天气状态和不同程度雾霾天气状态下室内外空气质量的差别，验证雾霾天气（红色、橙色警报期间）居家不外出的预防效果。

③认真验证现在市场上销售的各种口罩防治雾霾天气的实际效果，并向公众告知。

④验证现在市场上销售的各种室内空气净化器的实际效果。

⑤开展多中心大样本雾霾相关疾病断面调查及前瞻性研究，如雾霾程度不同地区冠心病、卒中、支气管哮喘、COPD、肺癌、弥漫性肺间质纤维化的患病率和病死率；不同地区、同一地区不同时间 COPD 患者病情评估（CAT 评分）、COPD 急性发作次数、因急性发作去医院急诊就诊和住院次数、医疗费用的比较；不同地区、同一地区不同时间支气管哮喘病情评估、哮喘控制水平、哮喘急性发作及因为哮喘急性发作急诊就诊和住院次数、医疗费用；系统研究不同程度雾霾对空气中细菌耐药性的影响；不同程度的雾霾对于急性上呼吸道感染（俗称感冒）发病率、病程及医

疗费用的影响。

81. COPD 的二级预防

COPD 是一种不能完全可逆的慢性进行性疾病，到了中、重度阶段，即使投入大量的医疗资金，效果也十分有限。相反，在疾病的早期和轻症阶段，投入较少的经费却可以收到显著的效果。因此，早期发现和早期干预是 COPD 的治疗和康复中的另外一个关键问题，关于 COPD 的早期发现和诊断，本书在"如何提高 COPD 的早期诊断率"一章已详细阐述。

82. COPD 的三级预防

通过对 COPD 患者规范化的治疗和康复锻炼，特别是注重稳定期 COPD 的综合管理，以期实现减少 COPD 急性加重和防止各种并发症对于改善患者活动能力、提高生命质量，具有重要作用。具体措施包括：

①坚持规范化的治疗，提高患者用药的依从性。

②对于凡是吸烟的 COPD 患者，务必使其尽早、彻底戒烟，并防止复吸。

③具备条件的患者，可以实施家庭长程氧疗。

④坚持呼吸肌锻炼，主要是腹式呼吸和缩唇呼吸。

⑤预防呼吸道感染，提倡注射肺炎疫苗。

⑥坚持体育锻炼和耐寒锻炼。

⑦适当加强营养，保证必要的蛋白质、维生素和微量元素的摄入。

⑧实施必要的心理治疗和行为干预。

⑨加强 COPD 稳定期的家庭护理。

⑩广泛开展健康教育，特别是提倡社区 COPD 人群的综合管理。

参考文献

1. 施焕中. 慢性阻塞性肺疾病. 北京：人民卫生出版社，2006：361-364.

2. 何权瀛. 慢性阻塞性肺病的三级预防. 中国慢性病预防与控制，1999，7（1）：45-46.

补遗 1：鲁迅真的死于肺结核病吗？

——从鲁迅的死亡原因考证看防治 COPD 的紧迫性和必要性

长期以来，无论是官方媒体，还是民间传说，一直都认为鲁迅最后死于肺结核病。其实早在 1949 年 10 月，周建人先生就对鲁迅的死因提出质疑：1949 年 10 月 19 日，他在纪念鲁迅逝世 13 周年撰写的《鲁迅的病疑被须藤医生所耽误》一文中即对鲁迅的死因提出疑问。然而，这并没有引起人们的重视。鲁迅之子周海婴先生在《收获》杂志上发表《关于父亲之死》一文重提鲁迅之死因，点名指责当年给鲁迅看病的日本医生须藤，在国内外媒体广为传播，引起国人普遍关注，至今鲁迅死因之谜依旧是一个重大的历史悬案。

对于鲁迅死因研究取得突破性进展的是 1984 年 2 月 22 日上海鲁迅纪念馆和上海市第一结核防治院（现上海市肺科医院），他们邀请了上海市 23 名著名的医学专家对鲁迅 1936 年 6 月 15 日拍摄的一张 X 线胸片进行了阅读和讨论。最后专家得出结论认为，鲁迅不是直接死于肺结核，而是死于自发性气胸。这一结论对于我们重新认识鲁迅死因具有重要参考价值。为此笔者决定对这个问题进行一些系统和深入的研究，以告慰鲁迅在天之灵。

笔者花费了三四个月的时间仔细地查阅了相关文献资料，包括鲁迅病历、日记、通信、报刊、书籍中与鲁迅的疾病及死因相关的资料，重点是鲁迅逝世前半年内（1936 年 3 月 2 日—1936年 10 月 19 日）病情变化，包括基础疾病、合并症、诊断、处理措施如下：

● 1936 年 3 月 2 日：下午骤然气喘，诊断为支气管喘息，注射一针，药名不详。

● 1936 年 5 月 18 日—30 日：发热近 20 天，体温记录为 37.6 ～ 38.2℃，期间须藤来诊大约 10 次。

● 1936 年 6 月 15 日：拍摄 X 线胸片（即 1984 年 2 月份上海市专家读片会上阅读的那份胸片）。

● 1936 年 6 月 15 日：从右侧胸膜腔中抽出黄色半透明液体100ml（照 X 线胸片前、后抽水，尚待考证）。

● 1936 年 7 月：是否抽过胸腔积液无记载。

● 1936 年 8 月 7 日：抽去肋膜间积水约 200ml，注射 Tacamol 1 针。

● 1936 年 8 月 13 日：由须藤注射 1 针，夜里痰中带血。

● 1936 年 10 月 17 日：尚能步行 400 米去友人家，当晚 23时上床休息。

- 1936 年 10 月 18 日：上午 3 时突然发病，脸色苍白，冷汗淋漓，呼吸纤弱，吸气短微，左胸下半部有高而紧张的鼓音，两肺哮鸣音。心脏越过右界，横径约半指许。体温 35.7～38.0℃，脉细（120 次 / 分钟），呼吸 46～59 次 / 分钟。当时诊断：胃扩张、肠弛缓、肺结核、左胸湿性肋膜炎、支气管喘息、心脏性喘息。处理措施：注射解痉止喘药 3 次后，从 10 时起每隔 2 小时注射一次强心针，吸氧。

- 1936 年 10 月 19 日：上午 5 时注射 1 针强心针。

- 1936 年 10 月 19 日 5 时 25 分：逝世。

分析与讨论

没有伟大的人物出现的民族，是世界上最可怜的生物之群；有了伟大的人物，而不知拥护、爱戴、崇仰的国家，同样是没有希望的奴隶之邦。因鲁迅的一死，使人们自觉出了民族的尚可以有为，也因鲁迅之一死，使人家看出了中国还是奴隶性很浓厚的半绝望的国家。

——郁达夫《怀鲁迅》

〔原载一九三六年十一月一日《文学》第七卷第五号〕

在过去一段相当长的时间里，对于鲁迅死因的研究一直被列为不可涉及的禁区。2002 年，有学者根据上海市 23 名医学专家对鲁迅生前 X 线胸片的审阅报告结果和他个人的研究结果，对鲁迅死因的习惯性说法提出了质疑，引起轩然大波，遭遇严厉的批判。有人竟然提出鲁迅死因问题是涉及中日友好的政治问题，至此，关于鲁迅死因的研究被迫中止。

笔者强烈地认为鲁迅死于肺结核病这个错误的结论必须予以纠正，因为这不仅掩盖了鲁迅非正常死亡的真相，同时也掩盖了鲁迅死于须藤先生误诊、误治的真相。

首先，笔者承认鲁迅生前确实患有肺结核和结核性胸膜炎。鲁迅在其书信中曾写道："从少年时即有肺病，至少曾发病两次，又曾生重症肋膜炎一次，现肋膜变厚，至于不通电光，但当时竟不医治，且不知其重病而自然痊愈者，盖身体底子极好之故也""我生的其实是肺病，而且是可怕的肺结核""我这次所生的的确是肺病，而且是大家畏惧的肺结核，我们结交至少已经有二十多年了，其间发生过四五回。但我不大愿意嚷病，也颇漠视生命，淡然处之，所以几乎没人知道"。

1936 年 3 月，56 岁的鲁迅病情日渐加重，甚至难以坐起来，体重最轻时只有 37kg。此时鲁迅的好友，美国记者史沫特莱为他请来美国肺病医生托马斯·邓恩，邓恩医生诊断结果是结核性肋膜炎，肋膜里积水，建议马上抽水。邓恩医生认为，如果积极治疗、休养，至少鲁迅可再活 10 年，如果不这样做，不出半年就会死去。而须藤医生 1 个月后才开始给鲁迅抽取胸腔积液，此后鲁迅的病情似有好转，10 月初已可以外出活动。

1984 年 2 月 22 日上海市第一结核病防治院组织了一次意义

重大的读片会，共有 23 名专家（荣独山、洪应中、孙忠亮、崔祥瑸、张去病、孙桐年、邓伟吾、朱尔梅、汤良知、邹仲、徐续宇、陈恒、江风、汪士、裴德懋、何国钧、赵基津、郑岩、计威康、夏祥新、黄迪泽、李德洪、汪钟贤）参会，对 1936 年 6 月 15 日鲁迅生前拍摄的 X 线胸片进行了认真讨论，并且得出一致的结论。1984 年上海市专家读片会报告：双肺上中部可见许多纤维增殖性结核病变，左肺中部大片干酪性病变，左上肺第二肋间外带可疑薄壁空洞，两肺重度肺气肿，可见许多大小不等的肺大泡，左下肺更严重。两上胸部均有胸膜增厚，以右侧较为显著，右侧胸膜腔中等量积液。其后记者许菊芬在 1984 年 2 月 23 日上海《解放日报》第一版报道了读片会的结果，题目为《鲁迅不是直接死于肺结核病》，报道中指出：与会全体医学教授根据鲁迅 1936 年 6 月 15 日拍摄的胸部 X 线片和有关病情记录认为，鲁迅虽然患有双侧慢性开放性肺结核、右侧结核性胸膜炎，但病情属于中度，肺结核并不是直接造成鲁迅死亡的原因，从 X 线胸片上看，鲁迅还患有慢性支气管炎与肺气肿，由此造成肺大泡。此结果还见于上海鲁迅纪念馆 1984 年 12 月份发行的《纪念与研究》第 6 辑《从鲁迅胸部 X 线读片和临床讨论会的意见》。

鲁迅生前患有慢性支气管炎、肺气肿、肺大泡这是事实。早在日本求学时，21 岁的鲁迅就开始吸烟，而且吸烟很多，一夜下来烟头常常会插满了烟灰缸。在人们熟知的鲁迅作品《藤野先生》中鲁迅就对自己一边抽烟，一边写文章的情况有所描绘。现

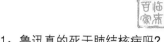

在人们都知道吸烟有害健康，可以引起慢性支气管炎、肺气肿、肺癌、冠心病等，但是新中国成立前人们还没有清楚地认识到这些。1925—1926 年间鲁迅也曾多次尝试戒烟，但是可惜一直没有成功。1936 年 3 月初鲁迅曾经发生过一次骤然气喘，是否可能即是自发性气胸？因为当时没有拍摄 X 线胸片，故无法证实。

这次读片会最大的贡献在于首次明确了鲁迅肺部病变的性质，尤其是左侧严重肺大泡，其破裂后可引起左侧自发性气胸。这才是鲁迅致死的直接原因。因此，鲁迅直接死于自发性气胸这个结论是任何人都无法改变的现实。这个结论终于揭开了封闭长达 48 年（1936—1984）的鲁迅死因之谜。专家们认为，鲁迅死亡的直接原因是左侧肺大泡破裂使得气体进入胸膜腔引起自发性气胸，压迫肺和心脏致死，同时认为这种病在当时也并非不治之症，如果能及时救治还是可以治好的，遗憾的是经治医生并没有这样做。虽然我们不可能准确、系统地了解到 1936 年 3—10 月份鲁迅先生疾病发展的全过程，包括症状、体征及相关检查结果，但是仔细分析一下现有的资料还是有助于我们了解鲁迅死亡的真正原因。1936 年 10 月 18 日鲁迅的病情记载完全符合自发性气胸的特点，当时的病情记录显示左胸下部有高而紧张的鼓音，心脏越过右界，这充分证实当时鲁迅确实已经发生了严重的气胸，再追溯到 1936 年 6 月 15 日鲁迅拍摄的 X 线胸片，上海专家读片会给出的结论十分明确：除结核病（包括纤维增殖性病变、干酪性病变、可疑薄壁空洞、胸膜增厚、右侧中等量胸腔积液）外，明确指出鲁迅双肺确实患有重度肺气肿、大小不等的肺大泡，并以左下为重。这就不难理解鲁迅当时自发性气胸完全是由于原有的肺大泡破裂所致。鲁迅罹患慢性支气管炎和肺气肿很可能是其常年重度吸烟所致，这样的推理和判断完全是顺理成章的。

须藤医生，全名须藤五百三，日本籍，当年在"上海密勒路"开办了一家私人医院。鲁迅于 1933 年 6 月开始与须藤交往，此后一直为鲁迅看病，直至鲁迅去世，两人关系比较密切。从 1936 年 10 月初到鲁迅逝世，一直是由须藤医生负责为鲁迅救治的。

1936 年 10 月 20 日，上海《时事新报》记者在报道鲁迅逝世消息时，曾现场采访鲁迅弥留之际的实情，印证了须藤医生确实是将鲁迅的疾病当作心源性哮喘来医治的，包括每隔 30 分钟吸入酸素（即氧气），注射强心针，3 次均无效，实为误诊，直到 25 分钟后心脏停搏，任凭鲁迅在痛苦中煎熬、挣扎。可以推测，在鲁迅生前最后的几天里，须藤完全有可能见到鲁迅，证据是 6 月 15 日拍摄的 X 线胸片，然而却一直没有见到须藤为鲁迅抽气的记载，其原因不得而知。鲁迅从 10 月 17 日凌晨 3 时 30 分气喘发作到 19 日凌晨 5 时 25 分去世，共 26 个小时，因为错误的诊断，其间一次又一次的抢救机会被须藤浪费。明明是自发性气胸，须藤却视而不见，不予处理，任其发展、加剧。这不仅是医家误诊的悲哀，更是病家之大不幸。

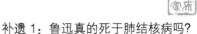

2002 年，江苏鲁迅研究会理事周正章医师在《鲁迅世界》杂志上曾发表题为《鲁迅先生死于须藤误诊真相》的文章，作者十分肯定地认为须藤对鲁迅的死负有不可推卸的责任，尤其是在最后抢救中存在重大失误。在至关重要的 26 个小时内，如果及时采取抽气措施，鲁迅的生命是可以挽救的。然而实际上须藤没有对鲁迅的气胸进行任何有效处理。许广平也在《最后的一天》和《许广平忆鲁迅》中提及，没有见到须藤给鲁迅进行抽气减压处理的任何记录，可以说鲁迅是活活被憋死的。如果及时请高明的肺科及放射科医生会诊，看一下 6 月 15 日的 X 线胸片，鲁迅的性命也许还可以挽救。

据可靠资料证实，须藤原本是日本军医官，同时还是日本人在上海的在乡军人团体——"乌龙会"中担任副会长。鲁迅逝世不久，他便回到日本，此后便神秘地消失了，没有人知道他到哪里去了。新中国成立后许广平多次去日本访问，都没有找到须藤的踪影。

面对鲁迅死因这个沉重的话题，不禁使人陷入沉思。从对鲁迅死因研究的坎坷中可以看出，在中国说真话是多么困难。过去人们曾为谎言付出了沉重的代价。鲁迅曾经说过，我们正处于瞒和骗的大泽里，太多的谎言使人麻木。然而说谎只能得逞一时，而不可能得逞一世。鲁迅早就说过"墨写的谎言掩盖不了血写的事实，瞒和骗的把戏终会被历史戳穿"。

鲁迅是中国文化革命的主将，他不但是伟大的文学家，而且是伟大的思想家和伟大的革命家。鲁迅的骨头是最硬的，他没有丝毫的奴颜和媚骨，这是殖民地半殖民地人民最可宝贵的性格。鲁迅是文化战线上，代表全民族的大多数，向着敌人冲锋陷阵最正确、最勇敢、最坚决、最忠实、最热忱的空前的民族英雄，鲁迅的方向就是中华民族新文化的方向。

——毛泽东《新民主主义论》

其实伟人也是人，是人则难免有局限性，包括时间和空间上的局限性。为此，我们不能站在今天的角度去苛责过去的伟人，包括鲁迅。鲁迅的后半生也曾经想要并尝试戒烟，但是始终没有成功戒烟。如果当初鲁迅对吸烟的危害能有十分清醒的认识，下大决心彻底戒烟，其健康状况或许不会进展且恶化得那么快，去世得那么早。鲁迅先生后半生完全是靠着香烟中的尼古丁激发创作的灵感，任凭烟草燃烧他的血液和生命，以此促成中国新文化运动的发展和进步。这也应当算是一种牺牲的精神吧！

重新考证鲁迅的真正死亡原因，至今仍具有重大的现实意义。从鲁迅死因中我们再次看到了 COPD 对人体健康的危害，看到了吸烟的危害，从而激励我们以更大的决心、更顽强的毅力努力做好 COPD 防控工作，提高中华民族的健康素质，以告慰鲁迅他老人家的在天之灵。

这便是我这次考证鲁迅死亡原因的意义所在。

参考文献

1. 周建人 . 鲁迅的病疑被须藤医生所耽误 . 人民日报，1949-10-19（鲁迅逝世 13 周年纪念日专版）.

2. 周海婴 . 关于父亲的死 . 收获，2001，5：15.

3. 许菊芬 . 鲁迅不是直接死于肺结核病 . 解放日报，1984-02-23（1）.

4. 鲁迅 . 鲁迅日记 . 下卷 . 北京：人民文学出版社，1976；610-614，616，1002，1012-1014.

5. 周正章 . 鲁迅先生死于须藤误诊真相 . 鲁迅世界，2002，1；25-43.

6. 陈静 . 孤立呐喊：鲁迅 . 长沙：湖南师范大学出版社，2011；260-261.

7. 纪维周 ."鲁迅死因"引起的一场风波 . 鲁迅世界，2002，2；18-21.

8. 鲁迅 . 鲁迅书信集 . 下卷 . 北京：人民文学出版社，1976；965，977，1009，1010，1028-1029.

9. 吴中杰 . 鲁迅画传 . 上海：复旦大学出版社，2005；204.

10. 李异鸣 . 鲁迅谈人生 . 武汉：武汉出版社，2001；69-71.

11. 鲁迅，景宋 . 两地书 . 北京：人民文学出版社，2006；229-231.

12. 鲁迅 . 无花的蔷薇之二 · 华盖集续编 . 南京：译林出版社，2013；61-65.

13. 毛泽东 . 毛泽东选集 . 北京：北京人民出版社，1967；658.

补遗 2：慢性阻塞性肺病的防治研究应受到重视

——穆魁津

（20 世纪）80 年代末、90 年代初我国人口死亡原因调查发现，在 26 个省、市、自治区 3 亿多人口中，呼吸疾病死亡率达 137.56/10 万人口，其构成比为 22.77%，占所有死亡疾病中的首位。这表明，肺科医务工作者所面临的任务与承担的责任，无疑是艰巨而重大的；同时也提示我们，在呼吸疾病领域里，对重点疾病的防治研究要从战略高度进行决策，加以认真研究与规划。

在呼吸系疾病当中，哮喘、肺癌和慢性阻塞性肺病（COPD）最为常见。三者中发病之广，危害之大，当首推 COPD。但由于其病情隐匿、进展缓慢，与肺癌和哮喘不同，常常在早期得不到应有的重视，直至患者有了严重临床表现方始挽治。回忆（20世纪）90 年代，我国曾经投入大量人力物力，在全国范围内进行肺心病的防治研究，虽经多年实践，但防治效果却不尽如人意。事实更加雄辩地说明，在医疗卫生工作中，一定要贯彻"未病防病，已病防变"的预防为主的思想。我们认为，在今后相当长的时期内，有关 COPD 的防治研究应受到重视，应全面规划，从宣传教育到防治研究，多渠道、多层次地组织力量进行工作。着眼点一定要立足于防。

吸烟与 COPD 的关系是尽人皆知的。尽管 COPD 的病因是多种多样的，但如果积极倡导禁烟、戒烟，则将有 70% ～ 80% 的人可免于罹患 COPD；即使得了 COPD，也不至于发展到难于挽救的肺心病。

COPD 的防治工作还要着眼于早。COPD 患者的气道组织损害和呼吸功能障碍，要经历由轻到重，由可逆到不可逆的漫长过程。在可逆阶段，特别是在临床尚无症状而仅有小气道功能障碍的吸烟人群中，积极宣传吸烟的危害性与戒烟的必要性，并采取有效措施实现戒烟的目的，很可能会把病情发展遏制在早期阶段。而对早期 COPD 患者，应着手研究如何逆转或康复其小气道的组织损害与功能障碍，进一步开拓、遴选适用于早期阶段的有效药物或非药物疗法。

对于已非早期的 COPD 患者，在治疗措施上应本着"已病防变"的精神，标本兼顾，重点应放在提高机体免疫力，增强防御能力，改善内环境，从而预防或减少呼吸道继发感染，防止或减缓病情的进展。对消炎、止咳、化痰、平喘等诸方面，应继续深入研究与改进。除积极考虑进一步提高疗效外，还应开展呼吸锻炼，改善营养状态，这在国内某些单位已经着手研究并取得了初步成果。中医健脾补肾的治则，在扶正固本方面可能具有一定的作用，今后应在严格设计的基础上，在较长的时期内进行观察验证。

COPD 流行病学特点的调查研究和发病机制的探索，也是不容忽视的问题。通过流行病学调查，可对 COPD 的发生、发展规律，分布状况，发病条件，患病、死亡基本数值，以及预后和影响预后的因素等进行全面了解，并据以探索病因，制订全面的、切合实际的防治策略。

对 COPD 发病机制的研究，具有非常重要的意义。在（20世纪）70 年代曾做过一些工作，但失于粗浅。近年来随着科学进步和高精技术的应用，相信对 COPD 发病机制的研究有可能逐步取得某些突破，进而为从根本上消除本病的危害打下坚实基础。

COPD 的早期病理改变是否发源于小气道；在其各个发展阶段，小气道的病理改变又各有什么特点；在这些病理改变当中，有哪些细胞参与，中性粒细胞、淋巴细胞、巨噬细胞的构成比例在各个阶段又有什么不同；细胞参与是否受细胞因子的制约；在细胞因子中，又有哪些因子起着重要的作用。通过缜密的观察，借助于先进的仪器和检查技术，有可能发现 COPD 早期及以后的各个发展阶段的细胞和细胞因子的分布特点，这有助于进一步提出 COPD 的诊断依据或对 COPD 具有诊断价值的标志物，从而为其早期诊断提供线索。另外，还能客观地从分子水平验证一些治疗方法的疗效。

在 COPD 的发病原因方面，烟尘或大气污染当然是主要的致病因素。但是有些现象尚待澄清与解释。例如，为什么在吸烟人群中仅有一部分患者发展为 COPD；相反，有些 COPD 患者却在一生中并无吸烟嗜好；即便是有些 COPD 患者，在吸烟与居住条件基本相同的情况下，又各有不同的病情发展趋势；COPD 多见于男性，其病死率高于女性。这些问题提示我们，在人群中，有些人可能对 COPD 具有易感性，而另一些人可能对 COPD 具有一定的抵制能力。这也说明，COPD 除了明显的外在因素外，尚有诸如遗传、体质及其他可能存在的后天因素参与。国内有的单位已经注意到，儿童出生体重过低或在儿童时期的呼吸道感染，与其成年后发生 COPD 似有一定关系。这是对 COPD 易感性问题进行初步探索的良好开端。其他如基因因素、特异体质、营养状态、内分泌、免疫机制及蛋白酶－抗蛋白酶平衡等诸方面，均可能是 COPD 发病的内在因素。今后要从分子遗传学、分子免疫学进行深入研究。在 COPD 患者中，有些人仅有慢性支气管炎而并无肺气肿，有些人仅有肺气肿而无慢性支气管炎，而有些人则两者均有。这些差异又提示我们，肺组织的终末呼吸单位水平，在病理上对有害因子所表现出的反应形式是不尽相同的，有的以细胞通透性增加为主，有的以纤维组织增生为主，有的则以黏膜炎症或肺泡结构破坏为主。为什么会存在这些差异，同样是值得深入研究的重要课题。

[穆魁津.慢性阻塞性肺病的防治研究应受到重视.中华内科杂志，1996，35（6）：365-366.]

出版者后记
Postscript

科学技术文献出版社自 1973 年成立即开始出版医学图书，40 余年来，医学图书的内容和出版形式都发生了很大变化，这些无一不与医学的发展和进步相关。《中国医学临床百家》从 2016 年策划至今，感谢 600 余位权威专家对每本书、每个细节的精雕细琢，现已出版作品近百种。2018 年，丛书全面展开学科总主编制，由各个学科权威专家指导本学科相关出版工作，我们以饱满的热情迎来了《中国医学临床百家》丛书各个分卷的诞生，也期待着《中国医学临床百家》丛书的出版工作更加科学与规范。

近几年，中国的临床医学有了很大的发展，在国际医学领域也开始崭露头角。以北京天坛医院牵头的 CHANCE 研究成果改写美国脑血管病二级预防指南为标志，中国一批临床专家的科研成果正在走向世界。但是，这些权威临床专家的科研成果多数首先发表在国外期刊上，之后才在国内期刊、会议中展现。如果出版专著，又为多人合著，专家个人的观点和成果精华被稀释。为改变这种零落的展现方式，作为科技部所属的唯一一家出版机构，我们有责任为中国的临床医生提供一个系统展示临床研究成果的舞台。为此，我们策划出版了这套高端医学专著——《中国医学临床百家》丛书。

"百家"既指临床各学科的权威专家，也取百家争鸣之义。

丛书中每一本书阐述一种疾病的最新研究成果及专家观点，按年度持续出版，强调医学知识的权威性和时效性，以期细致、连续、全面展示我国临床医学的发展历程。与其他医学专著相比，本丛书具有出版周期短、持续性强、主题突出、内容精练、阅读体验佳等特点。在图书出版的同时，同步通过万方数据库等互联网平台进入全国的医院，让各级临床医师和医学科研人员通过数据库检索到专家观点，并能迅速在临床实践中得以应用。

在与作者沟通过程中，他们对丛书出版的高度认可给了我们坚定的信心。北京协和医院邱贵兴院士说"这个项目是出版界的创新……项目持续开展下去，对促进中国临床学科的发展能起到很大作用"。中国人民解放军第二军医大学孙颖浩校长表示"我鼓励我国的泌尿外科医生把自己的创新成果和宝贵的经验传播给国内同行，我期待本丛书的出版"；北京大学第一医院霍勇教授认为"百家丛书很有意义"。我们感谢这么多临床专家积极参与本丛书的写作，他们在深夜里的奋笔，感动着我们，鼓舞着我们，这是对本丛书的巨大支持，也是对我们出版工作的肯定，我们由衷地感谢作者的支持与付出！

在传统媒体与新兴媒体相融合的今天，打造好这套在互联网时代出版与传播的高端医学专著，为临床科研成果的快速转化服务，为中国临床医学的创新及临床医师诊疗水平的提升服务，我们一直在努力！

科学技术文献出版社

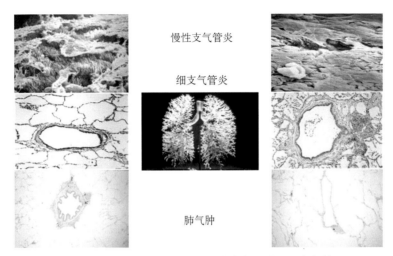

慢性支气管炎

细支气管炎

肺气肿

彩插 1　COPD 存在炎症表现，炎症遍布肺脏的大小气管、
实质、血管（见正文第 008 页）

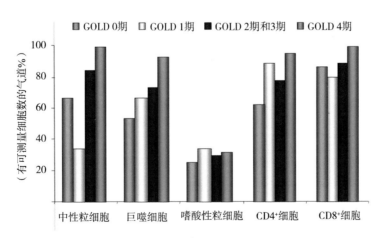

彩插 2　COPD 存在炎症表现——即使在 COPD 早期，也存在炎症（见正文第 009 页）

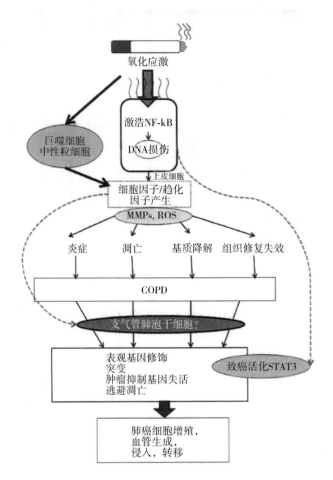

彩插 3　吸烟引起 COPD 和肺癌的机制（见正文第 126 页）

[引自：Yasuo Sekine, Hideki KAtsura, Eitetsu Koh, et al.Early detection of COPD is important for lung cancer surveillance.Eur Respir, 2012, 39：1230-1240.]